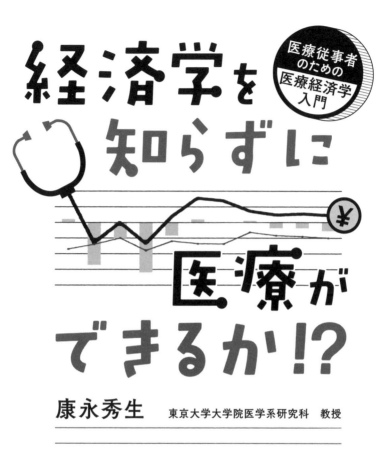

経済学を知らずに医療ができるか!?

医療従事者のための医療経済学入門

康永秀生　東京大学大学院医学系研究科　教授

◎ Kinpodo

はじめに

　「日本の医療には多額の税金が投入されている。限られた財源の効率的な使い方を考えなければならない」などという財務省の役人が言いそうなセリフは、医療従事者の心にはあまり響かない。

　医療は、医療従事者で成り立っている産業である。医療の現場を知らない役人やエコノミストが、そろばんだけはじいて医療費をじわじわ削ろうとすることに対する、医療サイドからの反発は根強い。

　「医療を経済の立場で議論するとはとんでもない」などと言う医療従事者は、昭和の時代に比べればずいぶん減ったような印象である。とはいえ、「経済」と聞くと眉をひそめる医療従事者はいまだ少なくない。そういう方々は、経済学に対して少々誤解を抱いているように見受けられる。

　第一に、経済学＝金もうけの学問、という誤解。「私たちは金もうけのために医療をやっているのではない、だから私たちにとって経済学は不要である」という誤解である。実際のところ、経済学は金もうけのための学問ではない。

　第二に、医療経済学＝医療経営、という誤解。実際、医療経済学は医療経営と直接関係はない。病院経営や診療所経営をどうすればよいか知りたい方は、他書をあたってほしい。

　一方で、「少子高齢化だ」、「不況だ」と言われるこのご時世、「経済」を全く無視するわけにもいくまい、と何となく感じている医療従事者が多くなっている印象である。特に昭和の終わり以降に生まれた世代には、大不況の渦中で職の安定を求めて医療系に進まれた方々も少なくなかろう。そういう世代の中には、「経済」は大事だと思うものの、「経済学」を学んだことがないから、自分が何をすべきかよくわからない、と感じている方々も多いに違いない。

臨床医学は一人ひとりの患者の命を救い、生活の質を向上・維持することを目指している。一方、医療経済学は社会全体での医療資源（医療従事者などの人的資源、医療施設・医療機器・医薬品などの物的資源、医療情報など）の最適な配分のあり方を分析・考察し、医療現場や医療政策に役に立つ示唆を与えることを目指している。両者は、人々の健康な生活や幸福を目指すという点で、目的は同じである。ただその方法が違うだけだ。

　多くの医療従事者が、目の前の患者の治療やケアに精一杯がんばっている。患者のためにできる限りの治療・ケアを施す。それはそれで、昔も今も善いことである。しかし今や、それだけでは医療全体が立ち行かなくなっている。経済学を知らずに、患者にとって社会にとってベストな医療を提供できなくなってきているのだ。

　医療従事者はこれまで、日常診療の中で、医療経済のことなどあまり深く考えてこなかった。そのツケがそろそろ社会全体に回り始めている。ミクロのレベルにおける経済を考慮しない医療の積み重ねが、マクロでみれば医療財政を破綻の一歩手前に導き、医療システム自体を崩壊に追いやろうとしているのだ。

　医療・介護を含む社会保障費の拡大によって、多くの地方自治体の財政は破綻寸前である。国家財政も赤字を累積し、想像したくないものの、国家の財政破綻が起きないとは言えないだろう。地方や国の財政破綻が現実のものとなったとき、医療サイドがいくら現状の医療体制やインフラの死守を訴えても、経済・財政サイドに十分に対抗できるとは思えない。

　1980年代からずっと、医療の中身を考慮せず、医療費全体を切り詰める財政政策が間断なく続けられてきた。それは国民医療費の上昇を抑制するという意味ではいくぶんうまくいっている。
　しかしそれは、医療の質を犠牲にしかねないやり方であり、医療

サイドからの批判は絶えない。とは言え、医療サイドが経済・財政サイドと感情的に対立するだけでは、物事を正しい方向に導くことはできないだろう。

　もはや役人やエコノミストだけに医療経済を任せておくわけにはいかない。今、われわれ医療サイドに求められているのは、現状維持のままではそう遠くない将来に現実となるであろう医療財政危機と医療体制崩壊を回避するために、現下における医療の無駄を明らかにし、守るべき医療は何かを明らかにし、医療の質を維持しつつ医療体制をスリム化し、国民の命と健康を預かる医療を死守するための方策を考え、実践することではなかろうか。

　それらを実行するにあたって、手始めに、医療従事者一人ひとりが医療経済学を学ぶべきである。とはいえ、ほとんどの医療従事者は学校で経済学を学んだことがないし、卒後も学ぶ機会はほぼない。

　そこで、本書をお読みいただければ幸いである。経済学の予備知識がゼロの方でも、一気に通読できるように書かれてある。医療従事者が知っておくべき医療経済学の基礎知識を、3〜4時間で理解できるだろう。

　本書の読者対象は、すべての保健・医療・介護系の従事者および大学生・大学院生である。

　本書の構成は以下の通りである。全体を基礎編（第1〜3章）と応用編（第4〜8章）に分けている。基礎編・第1章「高等学校『政治・経済』レベルの経済学の基礎知識」では、経済学を学んだことが全くない医療従事者向けに、高校の「政治・経済」の教科書に書かれてある経済学の基礎知識をわかりやすくまとめた。学んだことのある方々にも復習の意味で通読をお薦めする。

　第2章「今さら人に聞けない医療介護制度の基礎知識」は、医療従事者が大学や専門学校で学んだ「公衆衛生学」の教科書に書かれている内容の復習である。

第3章「医療経済学の基礎」では、大学経済学部の専門課程で学ぶレベルの医療経済学の基礎知識をわかりやすく解説している。

　応用編では、第4章「国民医療費」、第5章「医療の無駄」、第6章「医療技術の効果と費用」、第7章「医師不足問題」、第8章「貧困の問題」という、医療経済学に関連する各論を配した。基礎編（第1〜3章）をお読みいただいた後、第4〜8章はどの章からお読みいただいても大丈夫である。最後の第9章「持続可能な医療システム構築」は、全編のまとめのような位置づけである。

　本書を通じて、医療従事者の方々が医療経済学の基礎知識を学び、「医療経済マインド」を身に着け、日常臨床を医療経済の視点から再考するきっかけとしていただければ幸いである。エビデンスに基づく有効かつ費用対効果に優れるプラクティスの実践に繋げる契機とされることを願ってやまない。

2020年6月

康永秀生

目 次

基礎編

1 | 基礎編 高等学校「政治・経済」 レベルの経済学の基礎知識

　医療従事者の皆さんの多くは理系出身であろう。高校の社会科には、「日本史」「世界史」、「地理」、の他に、「政治・経済」、「倫理」という教科がある。理系で「政治・経済」を選択する生徒は少数派である。皆さんの多くも高校の頃、「政治・経済」を学んではいないだろう。

　大学には教養課程があり、経済学を選択して履修することも可能である。しかし医療系学生が経済学を選択して真剣に学ぶことはあまりないようである。専門課程に上がれば、経済学を学ぶ機会はほぼない。

　つまるところ、ほとんどの医療従事者は経済学を学んだことがない。経済学の知識がゼロである方々には、高校の「政治・経済」の参考書を読むことをお薦めする（教科書は手に入りにくいが、参考書は書店で購入できる）。政治・経済の素養を身に着けるうえで必要十分な内容がコンパクトにまとめられている。

　本章では、高校の「政治・経済」の内容のうち、医療経済学のベースとなる知識を解説する。医療とは直接関連しない内容も含まれるが、基本的な素養として、決して無駄にならない知識である。

1－1. 自由主義の経済学

（1）古典派経済学

　18世紀の**産業革命**によって**資本主義**が確立した。資本主義経済では、**生産手段**（土地や工場や機械）を私有する**資本家**が、**労働者**を

雇用して賃金を払い、**利潤**を獲得する。

　イギリスの**アダム・スミス**（1723-1790）は『諸国民の富』を著し、経済学を初めて学問として体系づけた「近代経済学の父」である。アダム・スミスの経済学は、**古典派経済学**と言われる。

　アダム・スミスは、労働の生産物が富であるとする**労働価値説**を唱えた。また、人々が各々勝手に利己心を追求して経済活動を行っても、社会秩序は維持され、自然に社会的分業が成立し、**「見えざる手」**に導かれて社会全体の利益が最大化すると考え、経済活動の**自由放任（レッセフェール）**を唱えた。

（2）価格の自動調節機能

　市場とは、生産者（売り手）と消費者（買い手）の間で財・サービスなどが取引される場を指す。通常の財・サービスの市場の他、労働市場、株式市場、外国為替市場などがある。資本主義経済は、市場で取引される財・サービスなどの価格や取引量が決定されるため、**市場経済**と呼ばれる。

　市場には競争原理が働く。消費者はより安い価格でより品質の高い財・サービスを得ようとする。生産者は消費者に選択してもらえる財・サービスを提供するために工夫を凝らし、同業者としのぎを削る。このような競争原理によって、財・サービスの品質は高まり、消費者の満足はより高くなる。この**市場メカニズム**を通じて、経済は発展していくと考えられる。

　自由競争が行われている場合、財・サービスの**価格**は、市場における**需要**と**供給**のバランスによって決定される。一般に、価格が高くなれば需要は少なくなり、価格が安くなれば需要は多くなる。逆に、価格が高くなれば供給は増え、価格が安くなれば供給は減る。需要曲線と供給曲線の交点において需要量と供給量は一致し、その点における価格を**均衡価格**という（ 図1-1 ）。

　古典派経済学では、上記のように市場には**価格の自動調整機能**が

あり、必要な財・サービスが必要なだけ生産されるという**資源の最適配分**が実現され、経済の秩序が保たれる、と考える。

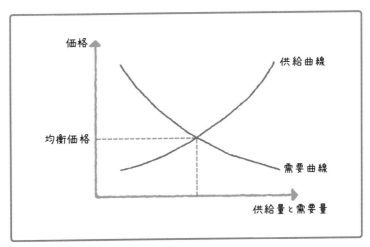

図1-1 需要曲線と供給曲線の交点で均衡価格に

1−2. マルクス経済学と社会主義体制

（1）マルクス経済学

　ドイツの**カール・マルクス**（1818-1883）は、**フリードリヒ・エンゲルス**（1820-1895）とともに『**資本論**』を著し、古典派経済学における労働価値説を批判的に発展させ、**剰余価値説**を唱えた。

　『資本論』によれば、資本家は労働者を**搾取**し、剰余価値を利潤として得る。資本家は社会全体の消費力を超えて無制限に生産を拡大し、その結果、**恐慌**が周期的に起こる。

　労働者はますます貧しくなり、資本家と労働者の間で階級闘争が起こる。労働者が団結し、革命を起こし、資本主義を打倒し、**社会主義国家**を建設することにより、搾取も恐慌もない理想的な共産主義社会が築かれる、と唱えた。

「……巨大な貧困が、抑圧が、そして隷従と堕落が激しくなる。しかしまた、資本制生産過程のメカニズムを通じて訓練され、統合され、組織化され、増加する一方の労働者階級の憤激も激しくなる。─(中略)─資本制的私的所有の終わりを告げる鐘が鳴る。収奪者たちの私有財産が剥奪される」。

『資本論』のこのくだりは、旧約聖書の『最後の審判』を真似ている。余談だが、『資本論』は、簡単に書けば済む話を小難しく書いてあって、読みにくいことこの上ない。

（2）社会主義体制

実際にマルクス経済学の理論を実践し、1917年にロシア革命を起こし、ソビエト社会主義共和国連邦を樹立したのがレーニンである。その後、東ヨーロッパ諸国や中国、北朝鮮、キューバなどで社会主義政権が樹立された。

政治的には、アメリカや西欧を含む西側の資本主義国家群と、ソビエト連邦・東欧を含む東側の社会主義国家群が対立し、**東西冷戦**が長きにわたって続いた。経済的には、東側諸国では土地や主要産業は国有化され、資本家の私的所有は廃止された。自由主義は否定され、中央政府による**計画経済**が実施された。

その結果、何が起こったか？　企業はノルマの達成だけを目指し、生産効率を上げる努力をしなくなり、技術革新は起こらなくなった。労働者の勤労意欲は低下した。

資本主義の西ドイツにおいて、主要産業の一つである自動車産業は厳しい競争原理の中で技術革新を続け、西ドイツの自動車は高性能化が進んだ。一方で社会主義体制下の東ドイツでは、自動車産業においても全く技術革新が進まず、1960年代製の自動車がモデルチェンジすることなくずっと製造されていたという。

計画経済はうまくいかず、資源の浪費などの制度的欠陥が露呈した。また、政府は独裁的な体制に陥り、国民に思想・言論の自由を

与えず、国民を常に監視し、反政府主義者を見つけ出して処罰した。

　そうした社会主義体制も、1989年から数年間で一気に終焉を迎える。1989年のポーランドとハンガリーにおける非共産党政権の樹立に始まり、ドイツでは東西冷戦の象徴であったベルリンの壁が崩壊し東西ドイツが統一された。さらにチェコスロヴァキアのビロード革命、ルーマニアのチャウシェスク政権の崩壊に至る。

　これらの東欧革命を受けて、1989年12月のマルタ会談（アメリカのブッシュ大統領とソビエト連邦のゴルバチョフ書記長による首脳会談）で、東西冷戦の終結が宣言された。その後1991年、ソビエト連邦の共産党は解散し、ソビエト連邦は解体され、連邦を構成する共和国は主権国家として独立した。

（3）マルクス経済学に対する評価

　1980年代まで、日本にもマルクス経済学を専門とする経済学者は多数いて、日本の大学の経済学部でもマルクス経済学が教えられていた。しかし社会主義体制崩壊後、マルクス経済学は過去の遺物となった。現在の経済学部の教育でも、マルクス経済学は「経済史」のテキストの数ページを占める程度の扱いである。

　しかしながら、マルクス経済学における資本主義に対する強い批判が、全く誤っていたわけではない。その後も不況が起きるたびに、マルクス経済学が引き合いに出される。

　2008年にアメリカのリーマンブラザーズが倒産した直後、**リーマンショック**と称される世界同時不況が起こった。不況の波に日本も襲われ、企業が生産調整のため派遣労働者との契約を更新しない、いわゆる「派遣切り」が相次いだ。年末には東京の日比谷公園に「年越し派遣村」ができて、多くの失業者が集まった。

　この直後、資本主義の欠点がいまだに解消されていないことに対する批判とともに、マルクス経済学への再評価がなされ、『資本論』の邦訳本の販売数が一時的に伸びたという。

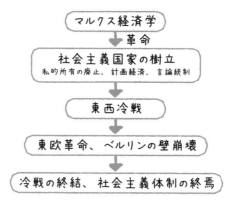

1－3. 修正資本主義

(1) ケインズ革命

　イギリスの経済学者**ジョン・メイナード・ケインズ**（1883-1946）は、『雇用・利子および貨幣の一般理論』を著した。その中でケインズは、古典派経済学が失業のない状態を前提としているとして、自由放任の政策を批判した。政府が積極的に経済に介入し、完全雇用と景気回復を実現する有効需要政策を主張した。これを**ケインズ革命**という。

　有効需要とは購買力を伴う需要である。ケインズは、有効需要を維持し、景気を安定化させるために、**伸縮財政**と**累進課税**が必要であると説いた。

　不況時には公共事業の拡大により有効需要をつくりだし、一方で好況時には公共事業費をカットすることを**伸縮財政**という。

　国民の貯蓄性向が高く消費性向が低いと、生産拡大ほどに消費は伸びず、需給ギャップが生じて恐慌の原因となる。そこで、貯蓄性向の高い高額所得者から多くの税金を徴収し、低所得者に再配分するという**累進課税**により、低所得者層の消費を伸ばし、社会全体の消費性向を高めることによって景気を回復させると考えた。

好況と不況の循環を、伸縮財政と累進課税という財政政策によって調整し経済を安定させる機能を、**ビルトイン・スタビライザー（自動調節機能）**という。

ビルトイン・スタビライザー
（自動調節機能）

伸縮財政 　　累進課税

（2）大恐慌と修正資本主義

1929年10月、ニューヨークのウォール街の株式取引所における株価大暴落に端を発する**世界恐慌**は、未曾有の経済的混乱を世界中にもたらした。特にアメリカでは失業率が25％に達し、国民所得は半分に減った。

当時のアメリカ大統領、フランクリン・ローズベルトは、**ニューディール政策**と呼ばれる景気回復策を敢行した。自由放任主義を破棄し、ケインズ経済学の理論に沿う形で、政府が積極的に経済に介入した。具体的には、テネシー川流域開発などの大規模な公共事業を行って失業者を雇用し、農業生産を制限して需給ギャップを緩和し農産品の価格の回復を図った。

このように、資本主義を維持しつつも、自由放任政策から転換し、政府の経済介入を認めたため、修正資本主義と言われる。

（3）修正資本主義に対する批判

不況時に政府が経済介入する際、その原資は国民からの借金である。ケインズは、**赤字国債**を発行して公共投資による財政出動を行い、それにより景気が回復すれば税収が増えるため、財政赤字は回復すると唱えた。

　しかし、実際にはそうなっていない。どこの国も、公共投資の拡大の帰結として、財政赤字に苦しんでいる。その最たる国が日本である。

　日本の政治家は、不況時に公共事業を拡大しても、好況時にそれをカットしようとしない。つまり伸縮財政を実行できない。

　また、公共事業投資による財政出動の経済効果が以前ほど望めなくなった。かつて日本では、高速道路や新幹線を通せばその地域の経済が発展する**乗数効果**があった。しかし主要な高速道路や新幹線が張り巡らされた現在、さらに路線を追加しても大きな経済効果は望めない。

　アメリカでも、2008年のリーマンショックの後、オバマ政権はグリーン・ニューディール政策を打ち出した。太陽光や風力などの自然エネルギーや地球温暖化対策の技術開発に約150億ドル投資し、新たな雇用を生み出そうとした。しかし、自然エネルギーや地球温暖化対策などの経済規模は小さく、景気回復効果はほとんどもたらされなかった。

　リーマンショックの影響を最も大きく受けた国の一つがスペインである。長期の資産バブルによって過熱した住宅建設ブームがほぼ一夜にして冷め切ってしまった。建設中も含めて300万戸以上の新築住宅が売れ残ってしまい、業者は軒並み倒産し、銀行は不良債権を抱えることとなった。現在、スペイン経済は回復基調にあるものの、郊外にあるかつての住宅開発地区はほぼ全戸が空き家のまま、再開発のめども立たずゴーストタウン化しているという。

（4）日本の財政赤字

　日本の財政問題についてまとめてみよう。

　図1-2 は2019年度における国の一般会計を示す。歳出99.4兆円のうち、社会保障関係費が34.0兆円（34.2％）、**国債費**が23.5兆円（23.6％）、地方交付税交付金などが16.0兆円（16.1％）である。さら

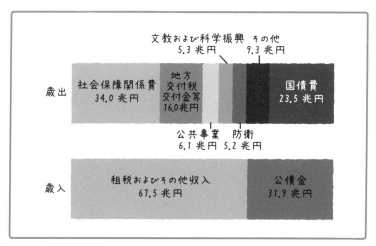

図1-2 国の一般会計歳出と歳入（2019年度）

に公共事業（6.1%）、文教および科学振興（5.4%）、防衛（5.2%）と続く。

　歳入99.4兆円のうち、租税およびその他収入が67.5兆円（68.0%）、**公債金**が31.9兆円（32.0%）である。つまり国の支出のうち23.6%は借金返済（＝国債費）、国の収入のうち32.0%は新たな借金（＝公債金）である。

　基礎的財政収支（プライマリーバランス）とは、歳入総額から公債金を差し引いた金額と、歳出総額から国債費を差し引いた金額のバランスである。現在、プライマリーバランスはマイナスになっており、公債金が国債費を上回っている。つまり国は、借金の返済のために新たな借金をし、しかも新たな借金のほうが多いので、借金総額は増えている。2019年現在、公債残高は約897兆円に達し、利払いだけで年間約9兆円である。

　日本の財政赤字の原因は、景気対策としての公共事業投資の繰り返しと社会保障関係費の増大などである。

1－4. 新自由主義

（1）小さな政府・大きな政府

古典派経済学では、国家の役割は国防や警察などの治安維持や司法制度などに限定する、いわゆる**夜警国家**を理想とし、国民の経済活動に対しては自由放任政策が主張される。このような政府を**小さな政府**という。

修正資本主義では、国家が産業の救済のために経済に介入し、労働組合を擁護して失業者を減らし、社会保障を制度化する。このような政府を**大きな政府**という。

大雑把に言うと、小さな政府では「低福祉・低負担」、大きな政府では「高福祉・高負担」となる。

小さな政府

低福祉
低負担

大きな政府

高福祉
高負担

（2）フリードマンの新自由主義

1980年代のアメリカ・イギリスなどにおいて、経済の低成長の中で大きな政府による高福祉・高負担への批判が高まり、小さな政府への揺り戻しが起こった。

アメリカの経済学者**ミルトン・フリードマン**（1912-2006年）は、ケインズ経済学を激しく批判し、新自由主義を唱えた。

フリードマンは徹底した自由主義を唱え、政府によるあらゆる経済的規制を不要であると主張した。彼が否定した制度には、①農産物の買い取り保証価格制度、②輸入制限・輸入関税、③最低賃金制度、④物価統制・家賃統制、⑤公営の郵便事業、⑥公営の有料道路、

11

⑦社会保障制度、⑧職業免許制度など、多くが含まれる。

　実際、フリードマンの唱える新自由主義は、米・英・日における現実の政治にも大きな影響を与えた。アメリカのレーガン政権（1981.1-1989.1）が推進した「レーガノミクス」における規制緩和政策の理論的支柱となり、イギリスのサッチャー政権や日本の中曽根政権などにおける規制緩和政策の論拠にもなった。

　レーガノミクスでは、規制緩和に加えて、財政出動（主に軍事費）および富裕層に対する減税も行われた。その結果、財政赤字は拡大するとともに中間層の貧困化が進んだといわれる。イギリスでは、規制緩和と福祉削減を合わせた行財政改革が断行された。日本の中曽根政権でも行財政改革に力が注がれ、国鉄・電電公社・専売公社・日本航空が民営化された。その後の小泉政権では、郵政や道路公団など特殊法人が民営化され、さらに派遣労働が拡大された。

　フリードマンはまた、経済成長に見合った率で通貨量を増加させる**マネタリズム**によって市場の機能を回復させるべきであると主張した。

　マクロ経済政策には、政府による財政出動の他に、中央銀行による**金融政策**がある。中央銀行とは、日本銀行やアメリカの連邦準備制度理事会（FRB）などである。金融政策とは、中央銀行が通貨および金融の調節を行い、物価の安定を図る政策である。公開市場操作（オペレーション）などの手段を用いて、長短期金利の誘導や、資産の買い入れなどを行う。世界的に見ても、現代の景気対策の主体は金融政策となっている。日本ではバブル崩壊後のデフレ脱却のために、ゼロ金利政策や量的緩和策が行われている。

　新自由主義は一部で高く評価されている一方、新自由主義に基づく政策は特にアメリカで富の集中を生み、貧富の差を拡大したと批判されることもある。

　フリードマンを中心とするシカゴ学派に通底する思想が、**リバタリアニズム**である。すなわち、徹底的に自由を善とし、他人に迷惑をかけない限り何をやってもいいという考え方である。

その考え方は、時に極端に走ることがある。フリードマンによれば、政府は麻薬を禁止すべきではない。政府が禁止するからブラックマーケット化し、闇の麻薬組織ができあがってしまうのだ。麻薬を吸うのは個人の自由。市場で自由に取引できるようにし、その収益に課税すればよい、とのこと。

さらにフリードマンは、社会保障制度もいらないと主張する。老後の生活をどのように送るかは個人の自由。政府がわざわざ税金を集めて個人の老後の生活に介入するのは、個人が自分の財産を使う自由を侵害している、とのことである。むろんそのような主張を政策に取り入れる先進国は世界中にどこもない。

1−5. 市場の失敗

（1）市場メカニズム

市場メカニズムとは、市場が財・サービスの需要と供給の不均衡を自動的に調整する機能をいう。**完全競争市場**とは、生産者・消費者の市場への参入・撤退が自由であり、多数の取引相手が存在し、流通する財・サービスはすべて同質であり、消費者が財・サービスに関する情報を完全に得られる、などの条件をすべて満たす仮想的な市場をいう。

例として、薄型テレビの市場を考えてみよう。薄型テレビの生産者は多数いる。薄型テレビという市場への参入・撤退は自由である。各生産者は品質向上やコスト削減に努力を傾注し、消費者の獲得競争にしのぎを削る。消費者は薄型テレビの品質や価格に関する十分な情報を得て、それらをもとに購入の意思を決定する。生産者の立場から見れば、薄型テレビが売れずに損失を計上した場合、市場からの撤退を余儀なくされる。

　市場メカニズムに任せておけばすべてうまくいくわけではない。以下のような場合に、**市場の失敗**が起こり、資源の最適配分が実現されない。

　ちなみに「市場の失敗」は英語のmarket failureの訳語である。「市場の欠陥」と訳している本も見かける。いずれの訳もうまくない。Failureは「失敗」、「欠陥」というより、「機能不全」である。Heart failureを「心不全」と訳すように、market failureは「市場不全」と訳すほうがしっくりする。つまりmarket failureとは、本来有効であるはずの市場メカニズムがうまく機能していない状態である。誤解してはならない。市場メカニズムそのものが悪いのではなく、ある条件下では市場メカニズムがうまく働かないのである。

1）独占・寡占

　財・サービスの供給が単一の企業に独占される、または少数の企業による寡占が起こると、競争原理は阻害される。**価格の下方硬直性**が生じ、商品の高価格が維持されるなどの事態が起こり、消費者の利益が損なわれる。そのため政府の介入が必要となる。

　寡占企業が価格・生産量などについて協定を結ぶ**カルテル**により競争を回避することは、**独占禁止法**によって禁止されている。その実務は公正取引委員会が担っている。

　なお、人為的な独占・寡占ではなく、**規模の経済性**が働くことによって自然に発生する独占を**自然独占**という。例えば電力会社は、発電所の建設などの初期投資をはじめとする固定費用が大きい。そのため複数の企業が個々に初期投資のコストを負担することは非効率的であり、一つの企業が需要を独占したほうが効率的な生産を実現できる。既に電力会社がある地域に他の企業が新規参入しようとしても、投資に見合う需要は見込めず、赤字となる。このようなケースで自然独占が発生する。

　自然独占に対しては、政府が介入し、一企業による独占を許可しつつ価格規制を行い、消費者の利益を損なわないようにすることによって、最適な資源配分が可能となる。

2）公共財

　街灯がなければ夜は真っ暗で道を歩けない。では、街灯のある道路を通行した人は料金を払う必要があるだろうか？　実際、そのようなことはない。街灯を設置する費用は、受益者負担ではなく、その地域の住民の租税負担となる。このような財を、**公共財**という。

　公共財には、**非排除性**と**非競合性**という特徴がある。非排除性とは、対価を支払わなくても財を消費できることである。非競合性とは、ある消費者が消費しても他の消費者の消費量が変化しないことをいう。

　利潤の追求を第一目的とする私企業では、公共財を供給しにくい。つまり公共財は市場を介して供給することはできず、政府が介入し、税金を使って供給する。例えば、国防・警察・消防も公共財である。

　公共財でない、世の中にあるほとんどの財は**私的財**である。私的財は市場を介して民間が提供できる。

3）外部不経済

　市場を介する経済活動の外部で発生し、生産者・消費者以外の第三者に不利益を与えることを**外部不経済**という。代表的な例として、公害や受動喫煙（3-4章参照）がある。

　外部不経済がある場合、市場メカニズムによる資源の最適配分は実現できないため、政府が介入してこれを排除する。公害の場合、政府が強力に介入し、法的な規制を行い、公害を発生させた企業は生産停止や市場からの退場を迫られる。

4）情報の非対称性

　生産者と消費者の間で、財・サービスの品質などに関する情報量

に格差がある場合を、**情報の非対称性**という。情報の非対称性の存在は市場の失敗の大きな原因となる。

特に医療サービスは情報の非対称性が著しく、医療サービス市場に政府が介入する根拠となる（3-2章参照）。

市場の失敗

独占・寡占
公共財
外部不経済
情報の非対称性

Ⅰ基礎編 ❷ 今さら人に聞けない 医療介護制度の基礎知識

　医療従事者は、大学や専門学校で公衆衛生学を習ったはずである。公衆衛生学は国家試験でも必ず出題される。とはいえ、多くの医療従事者は、学生時代に習った公衆衛生学の知識など忘却の彼方にあるかもしれない。

　本章では、公衆衛生学の幅広い知識の中で、特に医療介護制度に関する基礎知識を復習しよう。後半の発展編を読みこなすために役に立つ知識である。

2-1. 社会保障制度の概要

（1）社会保障制度とは

　日本国憲法第25条は、「（1）すべて国民は健康で文化的な最低限度の生活を営む権利を有する、（2）国は、すべての生活部面について社会福祉、社会保障及び公衆衛生の向上及び増進に努めなければならない」と規定する。政府は憲法25条に基づいて、国民の**生存権**の保障に努め、**社会保障制度**を整備してきた。

　社会保障制度審議会が1950年に「社会保障制度に関する勧告」の中で、社会保障制度を次のように定義した。「社会保障制度とは、疾病、負傷、分娩、廃疾、死亡、老齢、失業、多子その他困窮の原因に対し、保険の方法又は直接公の負担において経済保障の途を講じ、生活困窮に陥った者に対しては、国家扶助によって最低限度の生活を保障するとともに、公衆衛生および社会福祉の向上を図り、もってすべての国民が文化的社会の成員たるに値する生活を営むことが

できるようにすることをいうのである」。

　社会保障制度は、人々の経済的リスクに社会全体で備えるという、**リスク分散**の役割を持っている。最低限度の生活は、**ナショナル・ミニマム**とも言われる。社会保障制度の果たすナショナル・ミニマムを保障する機能を**セーフティ・ネット**という。

　なぜ、政府が国民に最低限度の生活を保障しなければならないのか。それを説明するのに経済学の理論はいらない。最低限度の生活は、基本的人権であるからだ。また、最低限度の生活を保障するという目標を、民間の経済主体が達成できる保証がない以上、政府が介入せざるを得ない。

　社会保障制度には、①社会保険、②公的扶助、③社会福祉、④公衆衛生・医療、という4つの柱がある。社会保険には、医療保険・介護保険・労働者災害補償保険・雇用保険・年金保険の5つがある。公的扶助は生活保護制度が相当する。社会福祉に関連する法律には、児童福祉法、母子及び寡婦福祉法、老人福祉法、身体障害者福祉法、知的障害者福祉法、精神保健福祉法、障害者基本法、障害者総合支援法などがある。

社会保障制度
4つの柱

社会保険
公的扶助
社会福祉
公衆衛生・医療

（2）国民負担率

　国民負担とは、租税負担と社会保障負担の合計である。国民負担を国民所得で割った比率を**国民負担率**と呼ぶ。国民負担に財政赤字を加えて国民所得で割った比率を**潜在的国民負担率**という。

日本の2019年の国民負担率は42.8％、潜在的国民負担率は48.2％であった。表2-1に示す通り、アメリカが最も低く、日本がそれに続く。日本の国民負担率はヨーロッパ各国よりも現在のところ低い。しかし、少子高齢化が急激に進む今後、ヨーロッパ並みに高くなることが予測される。

表2-1 先進各国の国民負担率、潜在的国民負担率

	日本	アメリカ	イギリス	ドイツ	スウェーデン	フランス
国民負担率(%)	42.8	33.1	46.9	53.4	58.8	67.2
潜在的国民負担率(%)	48.2	37.7	50.9	53.4	58.8	72.2

（出典）内閣府「国民経済計算」；OECD"National Accounts"、"Revenue Statistics"

国民負担率が低いことが良い、高いことが悪い、というわけではない。フランスやスウェーデンのように国民負担率が高い国々は、それだけ社会保障が充実しており、「高福祉・高負担」になっている。国民負担率が低いアメリカは、政府が社会保障に使うお金が少なく、「低福祉・低負担」となっている。「高福祉・高負担」と「低福祉・低負担」のどちらが良いともいえない。

日本は社会保障支出対GDP比がOECD（Organisation for Economic Co-operation and Development：経済協力開発機構）加盟国の中では中程度、国民負担率は低水準であり、「中福祉・低負担」となっている。

財政再建を課題に据える場合、「中福祉・低負担」のアンバランスを放置してよいはずがなく、福祉のレベルは維持しつつ負担を上げて「中福祉・中負担」に進むか、福祉のレベルを下げつつ負担は維持して「低福祉・低負担」に移行するか、どちらかである。

ところが現状、日本国民の多くは、負担を上げられたくない、さりとて福祉のレベルを下げられたくない、と考えがちである。政府が税負担を上げようとすれば政権が容易に吹っ飛ぶ。

社会保障に関連する政府の収入と支出の差額は、国債などの借金

で補填しており、将来世代に負担を先送りしている。

　財政赤字の肥大化が続いている。いつ起こるかわからないが、いつか国家財政が破綻してしまうと仮定すると、現状の「中福祉・低負担」から、一気に「低福祉・高負担」に移行せざるを得なくなるだろう。

2－2. 医療保険制度

（1）公的医療保険

1）保険者と被保険者

　日本は国民のほぼ全員が**公的医療保険**に加入する**国民皆保険制度**を1961年に導入した。保険に加入している本人は**被保険者**、その家族は**被扶養者**と呼ばれる。被保険者は**保険者**に毎月**保険料**を納付する。

　74歳以下で企業などに雇用されている人（サラリーマン）は、**健康保険**に加入する。健康保険の保険者には、大企業ごとに設立される**健康保険組合**と、中小企業を対象とする**全国健康保険協会（協会けんぽ）**がある。公務員などは**共済組合**に加入する。健康保険や共済組合を総称して**被用者保険**という。被用者保険の保険料は給与から天引きされる。

　74歳以下で被用者保険の対象とならない居住者（農林漁業従事者、自営業者や年金生活者など）は、市町村が保険者である**国民健康保険**の被保険者となる。居住地域の役所・役場に国民健康保険料を納付する。その他、建築や土木などの同業者組合が保険者となる**国民健康保険組合**もある。日本医師会の医師国民健康保険組合もその一つである。

　75歳以上の高齢者は**後期高齢者医療制度**の被保険者となる。**高齢者の医療の確保に関する法律（高確法）**は、2006年に老人保健法から改正され、2008年より施行されている。75歳以上の後期高齢者に

ついての後期高齢者医療制度の創設や、特定健康診査、特定保健指導の根拠となる法律である。

　後期高齢者医療制度の財源は、高齢者の自己負担や保険料負担を別にすると、各保険者からの拠出金と公費負担（税）によって構成される。つまり、高齢者医療は、現役世代からの所得移転によって賄われている。

2）診療報酬請求の仕組み

　国民は全国の医療機関（病院・診療所）どこでも健康保険証を提示すれば**保険診療**を受けることができる。被保険者が医療機関に受診した際は、**一部自己負担金**のみを医療機関の窓口で支払い、残額を医療機関が**支払基金**に請求する。医療機関が作成する**診療報酬請求書**は「**レセプト**」と呼ばれる。

　支払基金はレセプトの内容が適正であるか審査したうえで、保険者に診療報酬請求を行う。保険者は保険料から診療報酬を支払基金に払い込み、支払基金は医療機関に毎月診療報酬を支払う。

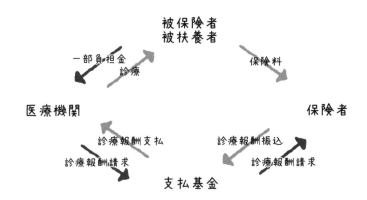

　保険診療で認められる各診療行為や医薬品などの価格は全国一律であり、**診療報酬点数表**や**薬価基準**に規定されている。診療報酬点数表は約5,000の項目、薬価基準には約16,000の医薬品が掲載されて

いる。診療報酬や薬価は**中央社会医療保険協議会（中医協）**での審議を経て2年ごとに改定される。

　一部自己負担金は定率負担で3割が原則であり、後期高齢者については1割（現役並み所得者は2割）、義務教育就学前の小児は2割である。なお小児に対しては各自治体が独自に**子ども医療費助成制度**を導入しており、その場合実質的に自己負担はほぼゼロである（8-3章参照）。

　なお、正常な妊娠・分娩費用、健康診断・予防接種、差額ベッド代、美容外科治療などは公的医療保険の適用外である。正常分娩では健康保険から**出産育児一時金**が支給され、支給額はかかった費用とは関係なく一律である。

3）高額療養費制度

　自己負担割合が3割でも、医療費全体が高額になると、一部負担金も相当な額になる。そこで一定額を超過した場合、自己負担金を軽減する制度が**高額療養費制度**である。なお、高額療養費制度は保険診療に限って適用され、先進医療、差額ベッド代、自由診療などには適用されない。例えば一般被保険者の場合は1か月の自己負担額が8万100円（医療費総額では26万7,000円）を超えると、超過分を窓口で支払わなくてもよい（ 表2-2 ）。

表2-2 **高額療養費の自己負担額（70歳未満の場合）**

所得区分	1か月の自己負担限度額
一般	1～3か月目：8万100円+（総医療費-26万7,000円）×1% 4か月目以降：44,400円
上位所得者	1～3か月目：15万円+（総医療費-50万円）×1% 4か月目以降：8万3,400円
低所得者	1～3か月目：3万5,400円 4か月目以降：2万4,600円

（注）一般：標準報酬月額53万円未満、基礎控除額の総所得600万円以下
　　　上位所得者：標準報酬月額53万円以上、基礎控除額の総所得600万円超
　　　低所得者：住民税非課税

4）診療報酬点数の改定

　診療報酬点数は2年ごとに改定される。まず政府が、その時々の経済状況や政治状況に応じて、**全体改定率**を決定する。全体改定率とは、前年と比較したその年の診療報酬の価格水準の全体としての変化率を示す。

　2020年度診療報酬改定では、診療報酬の本体部分を0.47％上げ、薬価を0.98％下げ、材料価格を0.02％下げることとし、全体改定率は0.53％の引き下げとなった。

　診療報酬の本体部分は、2006年にマイナス改定となって以降はずっと、毎年1％前後ずつプラス改定になっている。その分、薬価は毎年1％以上マイナスとされ、全体改定率が±1％以内となるように調整されている（ 図2-1 ）。

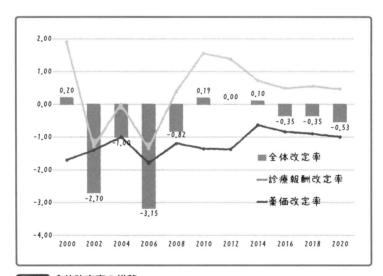

図2-1　全体改定率の推移

（2）医療費の支払い方式

　医療機関が実施した医療サービスに対する報酬の支払い方式に

は、主に出来高支払い方式と包括支払い方式がある。その他、人頭支払い方式や成果支払い方式がある。

医療費支払い方式
出来高支払い
包括支払い
人頭支払い
成果支払い

1）出来高支払い方式

　個々の医療サービス（医師の診察、検査、投薬、処置など）について公定価格が設定され、それぞれの単価を積算して支払額を決定する方式を、**出来高支払い方式**という。日本では外来診療や、DPC（Diagnosis Procedure Combination）病院以外の病院における入院診療に対して、出来高支払い方式が採用されている。この方式では、検査や処方をやればやるほど医療機関の収入が上がるため、**過剰診療**を生みやすいと言われる。

2）包括支払い方式

　包括支払い方式とは、投薬、点滴、検査、画像診断などをどれだけ実施しても定額の支払いとなる方式である。「まるめ」とも呼ばれる。

　アメリカの高齢者対象の公的医療保険メディケア（Medicare）における診断群分類包括支払い方式（Diagnosis-related groups / prospective payment system, DRG/PPS）では、一入院当たり包括支払いを採用している。

　これに対して、日本の急性期病院における**DPCに基づく包括支払い方式**（Diagnosis Procedure Combination / per-diem payment system, DPC/PDPS）では、1日当たり包括支払いを採用している。

　DPC/PDPSでは、入院中に医療資源を最も投入した傷病名と、手

術・処置・化学療法などの診療行為の組み合わせにより、患者を約2,000の診断群に分類する。各診断群について個別に1日当たり包括点数が設定されている。入院基本料、医学管理など、検査、画像診断、投薬、注射、1,000点未満の処置などは一部を除き包括の対象となる。手術、麻酔、放射線治療、リハビリテーション、1,000点以上の処置、一部の高額医薬品などは出来高評価となる。診療報酬の額は、診断群分類ごとに設定される包括評価部分と出来高評価部分の合計額となる。

　包括支払い方式では、出来高支払い方式と異なり、検査や投薬を多く実施しても病院の収入は増えない。むしろそれらにかかる費用は病院の持ち出しになり、利益が減ってしまう。そのため、包括支払い方式は**過少医療**を引き起こす、と指摘されることがある[1]。しかし実際には、DPC/PDPSを採用している医療機関全体でみれば、過少診療が起こっている事実は確認されていない。

　アメリカのメディケアにおけるDRG/PPSにおける一入院当たり包括支払いでは、在院日数短縮のインセンティブが強く働き、実際に急激な在院日数短縮と再入院率の増加が起こった[2]。日本のDPC/PDPSではこうした激変を回避するために1日当たり包括が採用され、1日当たり診療点数を3段階で逓減するという方式を採った。在院日数短縮のインセンティブはそれほど強くなく、実際に各病院で緩やかな在院日数短縮が実現した。

3）人頭支払い方式

　イギリスの医療は国営であり、医療の財源は主に税金である。National Health Service（NHS）という機関が医療全体を管理している。病院数もCT・MRIなどの設置台数も政府により制限されてい

1　Jegers M, et al. A typology for provider payment systems in health care. Health Policy 2002; 60: 255-273.
2　Kahn KL, et al. Comparing outcomes of care before and after implementation of the DRG-based prospective payment system. JAMA 1990; 264: 1984-1988.

る。人口当たり医師数は他のOECD諸国と比べて相対的に低い。家庭医（general practitioner, GP）制度が採用されており、住民1,500～2,000人に1人の割合で、各地域に必要な人数のGPが配置されている。診療所は複数のGPが働くグループ・プラクティスが一般的である。人々は居住地域のGPの中から自由に選んで登録できる。

GPは担当する住民数に合わせてあらかじめ決められた予算を配分される。これを**人頭支払い方式**という。GPは予算の範囲内で住民に医療サービスや保健サービスを提供する。税金が財源であり、予算は国がコントロールしている。国が医療の予算を削減してしまうと、GPは診療を制限せざるを得なくなる。実際、2000年以前のイギリスでは、過度な緊縮財政によって医療サービスの供給不足が起こり、医療従事者の士気は低下した[3]。

4）成果支払い方式

成果支払い方式（pay for performance, P4P）とは、良い治療成果に対しては高い報酬を支払い、悪い治療成果に対しては低い報酬を支払う方式である。医療従事者が良い治療成果を挙げることに金銭的インセンティブを与える方式と言える。

一見すると合理的で、素人受けはしやすいが、実際にはP4Pはあまりうまく機能しない。そもそも治療成果を正確に評価すること自体がたいてい困難である。

例えば、疼痛治療を考えてみよう。疼痛の治療成果は主観的評価しかできない。患者は医師に「痛みはよくなりましたか？」と訊かれて、「よくなった」と答えたら、高い料金を支払わなければならない。痛みが消えていても「よくならない」と答えれば支払いを免れる。このようなケースでP4Pは全く使えない。

例えば、早期胃がん手術。治療成果をどう評価するのか？　術後合併症がなく早期退院できることが成果か？　そうだとすれば、外

3　Smith R. Why are doctors so unhappy? There are probably many causes, some of them deep. BMJ 2001; 322: 1073-1074.

科医は長期予後を考慮せずリンパ節郭清の範囲を縮小するかもしれない。では長期予後の改善を成果とすればよいか？　そうなれば、評価結果が出るまで5年は待たなければならないだろう。

　P4Pは明らかに成果が評価できるサービスにしか適用すべきでない。日本では、回復期リハビリ病棟入院料において、リハビリの効果を評価する「リハビリテーション実績指数」が一定の基準を上回ることが要件化されている。これがほぼ唯一の成果支払いの導入例である。しかしそれ以外には全く広がっていない。

　イギリスでは、人頭支払い方式に加えて、2004年から一部P4Pを導入した。具体的には、NHSがQuality and Outcomes Framework（QOF）というプログラムを導入し、GPによる地域の疾病管理の質向上を目指した。当初は10領域の慢性疾患について多岐にわたる質評価指標を設定し、それらの達成状況をポイント化し、高いポイントの医師にはボーナスを支給するという方式である。

　さて、このQOFが患者のアウトカムを改善するというエビデンスは乏しく、その効果は不透明である。また、こうした疾病管理が医療費を抑制できるというエビデンスも乏しい。

　医療の質を評価し、それに基づいて診療内容を改善すること自体はよい。しかしそれを診療報酬の支払いシステムとリンクすることに、正当性はないだろう。

（3）医療機関へのかかり方

1）フリーアクセスとゲートキーパー

　医療機関へのかかり方には、おおまかに**フリーアクセス（free access）方式**と**ゲートキーパー（gatekeeper）方式**がある。

　日本では、患者が自由に診療所や病院の外来を受診できる。これをフリーアクセス方式という。

　イギリスでは、患者は登録しているGPに受診する。予約・予約外受診の両方がある。専門的な治療や入院が必要な場合、GPから病院

へ紹介される。患者はGPの紹介なしには原則として直接病院にかかることはできない。このようにGPは、患者が病院にかかる前の門番の役を担っており、ゲートキーパーといわれる。

　外来診療の支払い方式とフリーアクセス／ゲートキーパーの組み合わせを見ると、イギリスは人頭支払い＋ゲートキーパー、フランスは出来高支払い＋ゲートキーパー、日本とドイツは出来高支払い＋フリーアクセス、となっている。アメリカは保険者によってまちまちである。

　イギリスの人頭支払いとゲートキーパーの組み合わせは、政府が医療費を最もコントロールしやすい方式である。

　出来高支払い＋フリーアクセスを採用している日本とドイツは、患者の年間平均外来受診回数が他国と比べてかなり多い　（**表2-3**）。

表2-3 各国の年間平均外来受診回数

	日本	ドイツ	フランス	イギリス	アメリカ
年間平均外来受診回数	12.6	9.9	6.1	5.0	4.0

(出典) OECD Health Data 2019

　日本の患者は平均するとおよそ月1回、外来受診している。ドイツを除く他の国の2〜3倍である。日本で外来受診回数が特に多いのは高齢者層である。

　なぜ日本の高齢者は足しげく医療機関の外来に通うのか？　フリーアクセスという制度のもとで自由に受診する機会を与えられているからである。働く世代が支払った保険料や税金を使って高齢者が無駄な外来受診をすることで医療費がかさんでいる、などと高齢者を批判することは、世代間対立を煽るだけであって、問題解決には何の役にも立たない。患者の問題ではなく、制度の問題である。

　近年、外来診療にも包括支払い方式が限定的に採り入れられている。2014年度診療報酬改定では、「地域包括診療料」という診療所および200床未満の病院の外来で算定できる届出制の包括支払い方

式が導入された。高血圧、糖尿病、脂質異常症、認知症の4疾病のうち2つ以上を有する患者が算定対象である。

なお、月1回の受診が医学的に必要性に乏しいとは一概には言えないだろう。例えば、糖尿病患者は外来での管理が良くないと合併症が進行する恐れがあるから、月1回の受診が妥当といえるケースは多いだろう。他の慢性疾患では、月1回でなくとも2〜3か月に1回でよいケースもあろう。

2）フリーアクセスの問題点

フリーアクセスの問題点はずばり、患者の受診行動の交通整理ができていないため、多くの無駄が発生していることである。具体的には、コンビニ受診、紹介状なしの大病院外来受診、ハシゴ受診などである。

コンビニ受診の患者に接すると、医師はあまりいい気がしない。筆者も若い頃、夜間救急外来で、「昼間は仕事で忙しいから来られなかった」などと語る軽症患者に出くわすと、「仕事を休んで昼間に来い」と説教したこともある。若気の至りである。今となって思うに、そういう説教が患者の行動変容を促す効果はほとんどなかろう。

コンビニ受診を患者の責に帰するのは少々無理がある。なぜならば制度がそれを許しているからだ。救急外来の玄関には煌々と光が灯り、さながらコンビニエンスストアのごとき風情である。患者にしてみれば、開いている病院に来て何が悪い。受付で断りもしないのに、診察室に通された後になって医者が「来るな」と説教するとは何事か？

コンビニ受診を減らすには、軽症患者における外来医療サービスの価格弾力性を利用した政策変更が有効であろう。既にそのような制度変更はある程度なされている。コンビニ受診に対して、2016年から病院は「時間外選定療養費」を徴収してもよいこととなった（3-3章参照）。

同じく2016年から、診療所からの紹介状なしで大病院を受診する

と、選定療養費として定額の自己負担が課されるようになった。

　ハシゴ受診に関して言えば、人々は病気にかかってもどの科に初診すべきかすらよくわからない。また、複数の病気を抱える患者は、極端に言えば、病気の数だけかかりつけ医がいる。一人の患者を多くの医師が診ているものの、どの医師もその患者を一元管理していない。複数の医療機関で処方され、ポリファーマシーに陥っている。

　フリーアクセスによるハシゴ受診の非効率を解消するには、家庭医の養成と普及が不可欠であろう。家庭医が地域住民の健康管理や疾病予防を担当する仕組みを導入すべきである。患者にとって、健康上の問題について身近に相談できる家庭医の存在は大きい。

　家庭医が患者の受診行動の交通整理を行い、専門的な診療が必要な際は病院に紹介する。患者がハシゴ受診する必要はなくなる。こうした方法を、医療従事者や患者の努力目標としてではなく、制度として実現させるべきである。

2－3．医薬品の諸制度

（1）医薬品の位置づけ

　医学部とは独立して薬学部があるように、薬に関する学術体系は幅広く、かつ奥が深い。医薬品の開発には科学技術の粋を集めなければならない。基礎医学・臨床医学、そして疫学・統計学の知識と技術を結集し、医薬品の効果と安全性を担保しなければならない。

　社会保障的な視点からは、国民医療費に占める医薬品費の比重は大きい。高額医薬品が次々に開発され、社会保障財政に対する脅威となりつつあることも、頭の痛い問題である（5-2章参照）。

　産業政策的な視点で見れば、世界的な医薬品市場の規模はそこそこ大きく、海外進出のビジネスチャンスがあるにもかかわらず、国内企業は外資系企業に押され、日本は長らく大幅な輸入超過が続いている。

医薬品にかかる諸課題は、上記のような様々な視点からの検討が
要求される。

医療用医薬品に限っても、それに関わる利害関係者（ステークホルダー）は 図2-2 のように多い。利害関係者間で、立場が違えば主張も異なる。

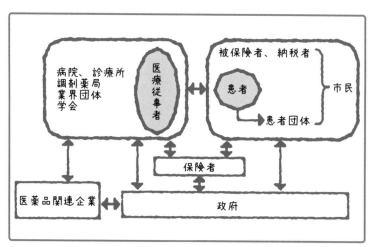

図2-2 医薬品に関わるステークホルダー

医療従事者と患者が中心にあるのは間違いない。患者の矢面に立つ医療従事者には、病院や診療所の医師・薬剤師、調剤薬局の薬剤師がいる。そのバックに業界団体（医師会、薬剤師会、病院団体など）や学会がある。医薬品に関わる政策に関して、業界団体は常に政府との間で、あるいは業界団体同士で綱引きをする。

サイレント・マジョリティーである被保険者・納税者も、一度患者になれば自分事として医薬品に対峙しなければならなくなる。一部は患者団体を構成し、医薬品行政にも物申すようになる。

医療費の支払い側である保険者は、医療費高騰による財政圧迫にいつも頭を抱え、自分たちが支払うお金をとにかく少なくしたいと考える。

医薬品関連企業（製薬企業や卸）は営利企業であり、とにかく薬を売りたいと考える。エンドユーザーである患者よりもむしろ、患者の代理人である医師たちに医薬品を売り込む。

　余談だが、MR（医薬情報担当者）と称する営業マンが昭和の頃は医師に接待攻勢をかけていた、などとノスタルジックに語る老医師の話を聞いて、興ざめしたことがある。当然そのようなやり方は批判を浴び、今では接待禁止、医療情報提供に際する飲食の提供もお弁当程度まで、医師の講演料や医療機関に提供する研究費も全面開示、となっている。

　さて、上記の多数の当事者を通じて、医薬品政策の大目標である医薬品の品質と安全性の確保および持続可能な医薬品提供体制の確保を実現しなければならない。その要となる法と制度が、薬機法（旧薬事法）および薬価制度である。

（2）薬機法

1）薬機法とは

　「医薬品、医療機器等の品質、有効性及び安全性の確保等に関する法律」（薬機法）は、医薬品、医薬部外品、化粧品、医療機器および再生医療等製品の品質、有効性および安全性の確保ならびにこれらの使用による保健衛生上の危害の発生および拡大の防止のために必要な規制を行うことなどを定めている。

　本法に基づき、政府は医薬品・医療機器などの製造から販売、市販後の安全対策まで一貫した規制を行っている。例えば、製薬企業が添付文書を作成することも薬機法で義務付けられている。

　独立行政法人医薬品医療機器総合機構（PMDA）は、承認審査の実務、市販後の安全性情報の収集・提供、医薬品などによる健康被害に対する救済という役割を担っている。

2）薬機法による誇大広告の禁止

薬機法には誇大広告に関する以下のような条文がある。

「第六十六条　何人も、医薬品、医薬部外品、化粧品、医療機器又は再生医療等製品の名称、製造方法、効能、効果又は性能に関して、明示的であると暗示的であるとを問わず、虚偽又は誇大な記事を広告し、記述し、又は流布してはならない」。

この条文に違反すれば、まず商品の廃棄・回収、業務停止、広告の中止の命令といった行政指導がなされる。度重なる行政指導にもかかわらず違反を繰り返せば、「二年以下の懲役若しくは二百万円以下の罰金」という刑事罰を課されることもありうる。

とはいえ、この条文、きちんと機能しているのであろうか？　世の中には、「がんに効く」とか「がんが消えた」などと謳っている、インチキな健康食品や治療が流布しているではないか？　こうしたまがい物が保険外で提供されており、ほぼ野放しの状態である。政府は、健康被害が発生しない限り積極的に規制しようとはしない。消費者が経済的不利益を被っても自己責任、というのが政府のスタンスのようである。しかし、毒にも薬にもならない治療で直接的な健康被害が生じなくても、患者がそうした治療に手を染めることによって、標準治療を受けないことによる機会費用が発生する。それによる間接的な健康被害はありうる[4]。

3）課徴金制度の新設

ディオバンの効果を謳ったインチキ論文は、ディオバンの売り上げアップに貢献したに違いない。つまり一種の虚偽広告で製薬会社は利益を得た。その原資は、もとはと言えば国民が支払った保険料や税金である。

ディオバン事件を契機に、2019年の薬機法改正で、虚偽・誇大広

4　Johnson SB, et al. Use of alternative medicine for cancer and its impact on survival. JNCI: Journal of the National Cancer Institute 2018; 110: 121-124.

告によって医薬品を販売した製薬企業に課徴金を科す制度が創設された。違反行為を行った期間を対象に、該当製品の売上高の4.5％を課徴金として徴収するという。

　法の不遡及という一般原則があるため、ディオバンを売って利益を得た企業にこの制度が適用されることはない。今後新たにこの制度が適用される企業が出ないことを祈るばかりである。

（3）薬価制度

　医療の質の向上を継続的に図るためには、新薬の開発が不可欠である。しかしそれには莫大な費用がかかる。新薬の価格は、最低限として開発コストを回収できること、さらに次の新薬の開発にかかる投資を可能とするための一定程度の利益を保証することも重要となる。

　医薬品産業には国内の経済成長の牽引役としての期待もないわけではない。そうした産業政策的観点から言えば、薬の公定価格をあまりに削減しすぎるのは、産業振興の勢いを削ぐリスクにもなりかねない。

　一方、社会保障政策の観点からいえば、医薬品費の拡大をコントロールすることは常に優先的な課題である。

1）新規収載医薬品の薬価算定

　薬価を算定する方式には、類似薬効比較方式と原価計算方式がある。

　類似薬効比較方式は、同種同効薬が薬価基準に収載されている場合、それと同額になるように設定する方式である。類似薬であっても何らかの新規性がある場合は、画期性加算・有用性加算・市場性加算・小児用加算による補正が行われる。さらに外国平均価格調整といって、外国における価格の1.5倍を上回る場合は引き下げ調整が行われる。

後発医薬品の場合、初めて薬価収載される場合は、先発品の50％の薬価とされている。既に他の後発品が収載されている場合、そのうちの最低価格で追加収載される。

原価計算方式は類似薬が存在しない場合に適用される。製造原価（原材料費、労務費、製造経費）、販売費および一般管理費、営業利益、流通経費ならびに消費税を積み上げた額を薬価とする算定方式である。

2）既収載医薬品の薬価改定

医薬品卸と医療機関の間の取引における価格設定は自由であるため、公定価格（＝保険償還価格）と取引価格（＝市場価格）の間に乖離が生じ、これを**薬価差益**という。1970年代頃まではこの薬価差益が非常に大きく、医療機関の利益のかなりの部分を占めていた。薬を使えば使うほど医療機関が儲かる仕組みとなっていたため、「薬漬け医療」が横行したといわれる。

現在では、市場価格を保険償還価格に反映させ、薬価差益を抑えている。具体的には、市場価格を調査し、市場価格の加重平均値に2％だけ上乗せして新薬価が算定される。この2％を公的薬価差益という。この算定方式は**市場実勢価格加重平均値調整幅方式**と呼ばれる。

薬価制度

新規収載医薬品：類似薬効比較方式、原価計算方式
既収載医薬品：市場実勢価格加重平均値調整幅方式

3）医薬品の流通

医療機関と調剤薬局を合わせると全国に約23万か所もある。医薬品卸業者は医薬品の流通を担い、製薬企業から医薬品を仕入れて医療機関・調剤薬局に配送する業務に携わる。メディパルホールディ

ングス、アルフレッサ、スズケンといった企業がある。

　一般の運送業と異なり、医薬品の配送だけでなく、医薬品情報の収集や提供も担っている。医薬品にはロット番号があってトレーサビリティーが確保されているため、不良医薬品の回収などの対応も行っている。

　製薬会社から卸が仕入れる際の価格を仕切価という。メーカーは仕切価を高く設定したがり、代わりに卸へのリベート（割り戻し）やアローアンス（販売報奨金）の割合を高くするという方法をとる。一方、医療機関・調剤薬局は卸からの納入価を下げる交渉力を高めるために、病院グループによる共同購入などを進めている。

　その結果、納入価が仕切価を下回る一次売差マイナス（いわゆる「逆ザヤ」）の状況になり、それをリベートやアローアンスで赤字補填するという、不適切な構造に陥ることがある。こうした事態は市場実勢価格の形成にも影響し、薬価制度の根幹にも関わる問題である。

4）薬価改定

　個々の銘柄の薬価算定とは別に、全銘柄に対して2年ごとに一律の薬価改定率が政策的に設定される。診療報酬の全体改定率を上げる代わりに、薬価改定率を下げるというパターンが多い。中医協の診療側が診療報酬の引き上げを要求し、支払側（保険者）は「ない袖は振れぬ」という。その結果、診療報酬を少し上げる代わりに、その振替の財源という意味合いで薬価が下げられる、という構図である（2-2章参照）。

2－4．介護保険制度

（1）家族の役割とその限界

　介護保険制度を解説する前に、それが成立するに至った経緯の中

で最も重要な意味を持つ、家族の機能の変容について考えてみよう。

家族とは本来、夫婦とその子どもや親などによって構成される小集団である。すなわち婚姻関係・血縁関係（また養子縁組など）によってつながる親族関係を軸に、経済的にも情緒的にもつながりのある一団である。

もちろん家族には様々な形態がある。夫婦が子どもを産む・産まないも自由である。親と同居するもしないも自由である。同居していてもそうでなくても、仲が良くても悪くても、家族は家族である。

家族という存在は、身近すぎるために普段はあまり意識されないかもしれない。しかし、生活や健康を互いに支えあい、生きがいや心の拠り所にもなる、かけがえのない存在である。

家族には、家族内の健康を維持しようとするセルフケア機能が本来備わっている。例えば、家の中で誰かが病に臥せば、その家族が看病する。妻が出産すれば夫も育児に参加する。

個人は、事故や病気、失業、高齢などの理由により、最低限度を下回る生活レベルに陥るリスクがある。家族には、そうしたリスクをプールするという経済的機能もある。身体機能が衰えた老父母を子が介護することもその一例である。

しかし、核家族化、少子高齢化によって、家族形態も変貌し、家族の持つ機能も変容してきた。高齢者の夫婦のみの世帯や単独世帯が増加している。それに伴い、家族によるセルフケア機能は平均的に弱体化し、家族内におけるリスクプールの機能も趨勢的に縮小している。

高齢世代に対して、彼らを介護すべき現役世代の人口が減少している。家族に依存したインフォーマルな介護が平均的に維持できなくなっている。家族にかかる負担は過大になり、「介護地獄」という現実が深刻化している。

介護の家族依存の度合いをなるべく縮小し、家族内だけでなく社会全体でリスクをプールするシステムが不可欠となった。そのような背景から、2000年の介護保険法制定とそれに基づく介護保険制度

の構築に至ったのである。

　介護保険はまた、現役世代から高齢世代への所得再分配だけでなく、要介護者がいない家族から要介護者を抱える家族への所得再分配という機能も併せ持っている。

（2）介護保険制度の概要

　介護保険法は、加齢に伴って生ずる心身の変化に起因する疾病などにより要介護状態となり、入浴、排泄、食事などの介護、機能訓練ならびに看護および療養上の管理その他の医療を要する者などについて、これらの者が尊厳を保持し、その有する能力に応じ自立した日常生活を営むことができるよう、必要な保健医療サービスおよび福祉サービスに係る給付を行うため、国民の共同連帯の理念に基づき介護保険制度を設ける、と規定している。

　被保険者は65歳以上の高齢者、および40歳以上65歳未満の特定疾病患者である。40歳以上の者から毎月介護保険料が徴収される。保険者は市町村であり、財源は税金と介護保険料がほぼ50%ずつである。利用者の自己負担割合は1割である。要介護度に応じて居宅サービスの上限額があり、超過分は全額負担となる。

　介護保険サービスを受けるには、**要介護認定**を受けなければならない。要介護状態は要介護1から要介護5、要支援状態は要支援1と要支援2に区分される。

　認定は、一次判定、二次判定の2段階で行われる。市町村の認定調査員、あるいは市町村に委託された指定居宅介護支援事業者などにより、**心身の状況に関する調査**が行われる。それに**主治医意見書**の情報を加えて、コンピュータによる一次判定が行われる。保健・医療・福祉の学識経験者により構成される介護認定審査会により、二次判定が行われる　（**図2-3**）。

　介護サービスの提供は、地方公共団体、社会福祉協議会、医療法人など非営利団体が中心である。訪問介護サービスに限って、株式会社などの営利企業の参入が認められている。

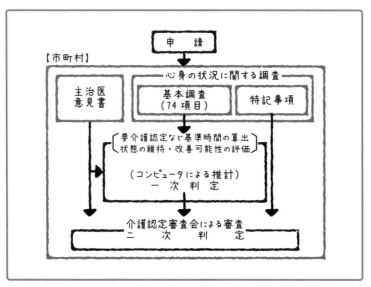

図2-3 要介護認定の流れ

　各介護サービスには介護報酬点数が設定されており、3年に1回改定される。

　市町村の介護保険に関する財政状況は既に悪化している。財政悪化の理由は、ひとえにサービス利用者の増加である。後期高齢者数の増加に連動して、要介護者数は今後も増加し、2050年には1,000万人に達する可能性もある。

　財政安定化基金は、市町村が一時的な保険料収入の不足を補うために貸付を受けることができるものである。

（3）介護保険サービスの実際

1）ケアマネジメント

　ケアマネジメント（居宅介護支援）とは、利用者に代わり居宅サービスの計画（**ケアプラン**）を作成し、サービス事業者と連絡調整するなどの利用者支援である。居宅介護支援事業者が実施することになっている。実務を担う**ケアマネジャー（介護支援専門員）**は、看

護師、保健師、介護福祉士、社会福祉士などの実務経験を5年以上有する者で、都道府県単位で実施される試験に合格し、一定の研修を受けた者である。

2）施設サービス

特別養護老人ホーム（特養） は、要介護3以上の高齢者が利用できる生活施設である。

介護老人保健施設（老健） は、老人の自立を支援し、自宅への復帰を目指す施設である。ショートステイ、デイケアサービスも提供する。

介護療養型医療施設 は、医療的ケアと介護を併せて提供する長期療養型の施設である。介護療養型医療施設のベッドは療養病床と呼ばれる（一つの病院が一般病床と療養病床を併せ持っている場合、ケアミックス病院と呼ばれる）。療養病床は2017年に廃止の方針となり、介護療養型医療施設は2018年4月より順次、老健より医療面を少し充実させた**介護医療院**へ転換することとなった。移行期限は2024年3月とされている。

3）居宅サービス

訪問介護 は、ホームヘルパー（訪問介護員）が利用者の居宅を訪問し、入浴・排泄・食事などの介助、調理・洗濯・掃除などの家事を提供するサービスである。**通所介護（デイサービス）** は、デイサービスセンターなどに日帰りで通い、入浴・食事の提供、日常生活上の世話、および機能訓練を行う。この2つが居宅サービスの中心である。

通所リハビリテーション（デイケア） は、介護老人保健施設などに日帰りで通い、リハビリテーションを受けるサービスである。**短期入所生活介護（ショートステイ）** は、特別養護老人ホームや介護老人保健施設などに短期間入所するサービスである。

福祉用具貸与 には、杖、歩行器、車椅子、介護用ベッド、褥瘡防

止用具、体位変換器などの用具を貸与するサービスである。

4）地域密着型サービス

　小規模多機能型居宅介護、看護小規模多機能型居宅介護（複合型サービス）、定期巡回・随時対応型訪問介護看護、夜間対応型訪問介護、認知症対応型通所介護などの多岐にわたるサービスがある。

介護保険サービス

施設サービス：特養、老健、介護医療院など
居宅サービス：訪問介護、通所介護（デイサービス）など
地域密着型サービス：小規模多機能型居宅介護など

（4）地域包括ケア

1）施設ケアから在宅ケアへ

　医学的には入院の適応がないにもかかわらず、介護施設が利用できず、家で終日面倒をみられる家族もおらず、仕方なく病院で療養している状態を**社会的入院**という。かつての日本は社会的入院が多かった。今でも完全に解消されているわけではない。

　社会的入院は、患者やその家族が勝手なわけでも、病院のモラルが低下しているわけでもない。病院の代替サービスである在宅ケアが手薄だからである。

しかし、病院は長期の療養生活に適した場所ではない。病院で介護を行うことは、高齢者のノーマライゼーションを阻害しかねない。

　令和元年度「高齢社会白書」によれば、「万一治る見込みがない病気になった場合、最期を迎えたい場所はどこか」を60歳以上の人々に聞いたところ、51.0%が「自宅」と答えた。約半数の高齢者にとって、住み慣れたわが家が最期を迎えたい場所である。しかし現実は、約90%が病院死を迎えている。

厚生労働省は療養病床を廃止し、介護を施設ケアから在宅ケアへ移行する方針である。施設ケアは在宅ケアに比べて費用が高いため、施設ケアを抑制して在宅ケアを推進するという政策目標は、先進各国で共通している。

2）地域包括ケアとは

　いわゆる第一次ベビーブームの時期（1947～1949年）に生まれた団塊の世代約800万人が75歳以上となる2025年を目途に、厚生労働省は**地域包括ケアシステム**の構築を推進している。

　地域包括ケアシステムとは、高齢者の尊厳の保持と自立生活の支援を目的とし、可能な限り住み慣れた地域で、自分らしい暮らしを人生の最期まで続けることができるように、地域完結型の包括的な支援・サービスを提供する体制である。

　高齢者の生活圏内で、訪問介護・通所介護などの居宅サービスを充実させ、家族の負担をできるだけ軽減する。家族による介護機能が減退していく状況にあって、**ケアの社会化**を目指している。

　地域包括ケアにおいては、家庭医が中心となり、高齢者の疾病や身体機能低下に伴う日常生活の不具合を発見してそれに対応することが重要となる。

| 基礎編

❸ 医療経済学の基礎

　経済学（economics）は、大雑把にミクロ経済学とマクロ経済学に区分される。**ミクロ経済学**は、希少な経済資源をどのように配分すれば個人ならびに社会が最適な状態に達しうるかを分析する行動科学である。**マクロ経済学**は、国レベルの巨視的な観点から、国内総生産（GDP）や労働市場、貨幣市場などを分析する学問である。

　医療経済学（health economics）は、経済学の一部門である。医療における経済行動の理論・実証分析を行う点では、ミクロ経済学の一分野である。医療資源配分や医療制度の全体像・将来像を分析するという点では、マクロ経済学の一分野でもある。

3-1. 医療サービスの特殊性

（1）医療サービス需要の不確実性

　一般の財・サービスと違って、医療サービスは極めて特殊である。

　一般の財・サービスは消費者が欲しくて購入するものである。これに対して、通常、医療サービスは欲しくて購入するものではない。好きで病気になる人はいない。病気になったから仕方なく医療サービスを購入する。できれば医療サービスは購入したくないし、購入せずに済めば一番幸せである。

　また、病気はいつ発生するか予測できない。急に発生して、救急受診することもある。これを医療サービスの**需要の不確実性**という。

　なお一部の医療サービスは上記に該当しない。例えば、人間ドックは受けたい人が受けたいときに自己負担で受ければよい。その点

では一般の財・サービスと変わりない。

（2）必需財と奢侈財

　財・サービスの価格が1％上昇すると需要が何％減少するかを示す値を、**需要の価格弾力性**という。**必需財**はこの値が1を下回り、価格非弾力的という。**奢侈財**はこの値が1を超え、価格弾力的といわれる。

　つまり必需財とは、貧富の差に関係なく、価格が上昇しても消費があまり減らない財・サービスである。水道や電気は必需財である。それに対して奢侈財は、所得が低い人は消費せず、価格が上昇すれば消費が減る財・サービスである。

　これまでの医療経済研究によれば、医療サービス需要は概ね価格非弾力的である。特に入院医療は需要の価格弾力性が低い、すなわち仮に価格が上昇しても需要はほとんど減らない。外来医療は、入院医療と比べると価格弾力性はやや高い。すなわち、価格の上昇によって需要は少し減少する。

　つまり入院医療サービスの多くは必需財である。お金があろうとなかろうと、重いケガや病気であればあるほど、医療サービスを消費せずに我慢することは難しい。

　一部の医療サービスは奢侈財である。例えば病院の差額ベッド、美容医療などである。それを受けなくても、少なくとも死亡や障害に至ることはない。対価を支払ってそのサービスを購入するかどうかは本人の自由である。

需要の価格弾力性

<1→必需財
≥1→奢侈財

（3）探索財・経験財・信頼財

探索財は購入の前に品質評価が可能な財である。例えば、書店で購入する前に立ち読みできる本は、探索財である。

経験財は消費後に初めて品質評価が可能な財である。外食は経験財である。外食をするお店を選ぶにあたって、インターネットの口コミサイトの情報は多少とも役に立つかもしれない。しかしその店の料理が自分にとって満足がいくかどうかは、実際に店に行って食べてみないとわからないものである。

信頼財は消費後でも品質評価が難しい財である。自動車の修理などが該当する。専門性が高いコンサルティングや弁護士のサービスも、一般消費者にはその品質を評価できず、信頼して任せるしかない。

医療サービスは、一部は経験財であるものの、ほとんど信頼財といってよい。医療サービスの価値は、疾病の治癒や生活の質の向上であるところ、特に慢性疾患ではそれらを患者が事後的にも評価することは難しい。

（4）公共財と私的財

国防、警察・消防、司法などは公共財である（1-5章参照）。

医療サービスはどうか？　医療サービスが公共財か私的財かは、国によって異なる。イギリスでは、医療は国営のNational Health Service（NHS）が提供しており、医療従事者の多くは公務員と同等である。財源は税金であり、患者の自己負担はごくわずかである。こういう国は、医療を公共財と位置づけている。

アメリカでは、医療は基本的に私的財に位置づけられている。65歳以上の高齢者を対象としたメディケア（Medicare）、低所得者を対象としたメディケイド（Medicaid）という公的医療保険がある。しかしそれ以外の人々は民間保険会社が供給する医療保険を自費で

購入する。医療保険を購入する資力がない者は無保険となる。お金がないと医療は受けられない。

　日本は、イギリスとアメリカの中間である。国民皆保険制度と言われるが、保険料だけでなく税金もかなり投入されている。サービス供給者は、公的病院もあるものの、多くは民間の市中病院や診療所である。

　救急車はどうか？　これも国や地域によって異なる。アメリカの多くの地域では、私的財の扱いである。すなわち、救急車は有料であり、民間業者などが搬送サービスを提供している。救急車に乗車する救急隊員は有資格者である。

　日本の場合、救急車は公共財の扱いである。救急車サービスは消防庁という国の機関が無料で提供している。救急隊員は公務員である。

　救急車を公共財扱いとするかどうかに関しては議論もある。救急車サービスの需要は年々増加しているものの、5割超は軽症者である。救急車をタクシー代わりにする不適切利用もある。文字通りの"フリーライダー（ただ乗りする人）"である。

　私見であるが、救急車サービスは受益者負担の原則に従い、利用料を払ってもらうべきであろう。入院にならない軽症例のみに料金を徴収し、入院に至った重症例には徴収しない、という方法は意味がない。軽症なのか重症なのか、入院が必要か不必要か、通報者が的確に判断できない。軽症・重症にかかわらず料金を課し、医療保険外で徴収すべきである。低所得者に対してはこの金額を減免すればよい。

3-2．医療サービスにおける情報の非対称性

　医療サービスに関する情報は複雑であり、専門的な知識がないと理解は難しい。医療サービスの消費者である患者よりも、生産者である医療従事者のほうが、圧倒的に医療に関する情報や知識を多く

持っている。これを医療サービスにおける**情報の非対称性**という。

　健康・医療に関する情報を入手し、理解し、効果的に利用する能力をヘルス・リテラシー（health literacy）という。たいていの人々はヘルス・リテラシーを十分に備えていない。日本人はヨーロッパの国々の人たちに比べてヘルス・リテラシーが低いという報告もある[5]。健康・医療に関する情報源として、インターネットや口コミの情報に頼りがちである。

　医療サービスの需給を市場メカニズムに任せれば、情報の非対称性によって市場の失敗が起こる（1-5章参照）。特に医療サービスにおける情報の非対称性が問題となるテーマに、民間保険と医師誘発需要の2つがある。

（1）保険の理論

1）保険の基礎知識

　保険とは、将来に起こるかもしれない事故に対し、その予測確率に見合う一定の保険料を加入者（＝被保険者）が分担し、事故に伴う突然の経済的負担に備える相互扶助のシステムである。福沢諭吉は、「一人の災難を大勢が分かち、わずかの金を捨てて大難を逃れる制度」と説明した。アメリカの医療経済学の教科書には、「消費者は不確実性とリスクから自分の身を守るために保険を購入する」と書かれている[6]。

　保険には医療保険、自動車保険、生命保険、火災保険、地震保険などいろいろな種類がある。一般に保険は、多くの加入者のリスクをプールすることにより、リスクの不確実性を減少させる。これを**リスク分散**という。

5　Nakayama K, et al. Comprehensive health literacy in Japan is lower than in Europe: a validated Japanese-language assessment of health literacy. BMC Public Health 2015; 15: 505.

6　Folland S, et al. The Economics of Health and Health Care. Routledge; 7 edition. 2016.

医療保険について、日本では多くの医療サービスが公的医療保険の対象となっている。差額ベッド代など、公的保険でカバーされない一部の医療保険は、民間保険会社が商品として販売している。これに対してアメリカには一般の65歳未満の国民に対する公的医療保険は存在せず、人々は民間保険会社から医療保険商品を購入する。

2）民間保険における逆選択

民間保険では、保険金の支払いは加入者から集めた保険料ですべて賄わなければならない。つまり保険者の収入と支出を一致させる必要がある。これを保険の**収支相等の原則**という。

加入者の疾病リスクについて、保険者と加入者本人の間に**情報の非対称性**が存在する。保険者が加入者から均一な保険料を徴収する場合、低リスクの加入者にとっては保険料が相対的に割高、高リスクの加入者にとって保険料は相対的に割安となる。民間保険の場合、保険への加入は任意であり、低リスク者は保険に加入せず、高リスク者のみが加入することになる。これを保険の**逆選択**という。保険者にとっては保険料収入を超える保険金支払いが発生し、収支相当の原則が成り立たなくなる。

そのため保険者は、逆選択を防止するために対抗策を講じる。医療保険の場合、健康診断の情報提供や既往症の告知を義務づけるなどの対策がある。しかしそうした対策によっても情報の非対称性は解消されず、保険者は収支を均衡するために保険料を引き上げなければならなくなる。そうなると加入者はさらに疾病リスクの高い集団に限られ、高リスク者への保険金支払いが多発し、保険そのものが破綻する。まさに「悪貨が良貨を駆逐する」という**グレシャムの法則**のような状況に陥る。

逆選択を完全に回避する唯一の方法は、保険加入を強制することである。公的医療保険が強制加入である理論的根拠はここにある。

3）民間保険の弊害

　民間に医療保険を任せると、逆選択とは反対に、高リスク者の保険加入が排除されることがある。これを保険者による**リスク選択**という。リスク選択が極端な場合、保険金を支払う可能性がほとんどない超低リスク者にのみ保険が提供される。これを**クリームスキミング**という。逆選択よりもむしろ、リスク選択のほうが現実に起こりやすい。

　アメリカのように医療保険を民間に委ねると、所得によって受けられる医療の内容に差が生じる。高所得者は、様々な医療サービスがカバーされている高額の医療保険を購入できる。しかし低所得者は、一部の医療サービスしかカバーされない低額の医療保険しか購入できない、あるいはそもそも医療保険を購入できず無保険者となってしまう。実際、メディケイドの対象となるほどの低所得者層には属さないものの、医療保険を購入する資力のない無保険者が国民の一定割合に存在する。オバマ・ケアによって少し改善されたものの、依然として残されている。

　アメリカの医療サービスの価格は非常に高額であり、保険なしで100％自己負担となると莫大な支払額になり、場合によっては家計が破綻する。2019年に発表された論文によれば、アメリカでは毎年約53万件の自己破産があり、その66.5％は高額な医療費を支払えないことが原因であったという[7]。

　アメリカを除く多くの先進国では、強制加入の公的医療保険を導入するか、税金によって医療費をカバーしている。ドイツやフランスは公的医療保険主体、イギリスは税金主体、日本は公的医療保険と税の両方を投入している。

7　Himmelstein DU, et al. Medical bankruptcy: still common despite the Affordable Care Act. Am J Public Health 2019; 109: 431-433.

4）保険と税の違い

　政策手段は、それが相対的に最大の効果を期待できる政策目標に割り当てられるべきである。これを**マンデルの定理**という。本来は、社会保険はリスク分散を担い、税は所得再分配を担うべきである。しかし、実際の社会保険制度はそうなっていない。

　本来の意味での保険は、相互扶助の精神に基づき有志が集まり構成されるものである。多くの保険料を支払った者ほど保険金を多く受け取れる、応益負担が原則である。

　これに対して税は、国家が国民から強制的に徴収するものである。所得税については、多くの先進国で累進課税を採用している。富裕層ほど多くの税を支払い、低所得者は非課税とするなど、応能負担が原則である。累進課税は所得再配分機能がある。

　しかし日本の公的医療保険では、低所得者の保険料は軽減される。すなわち保険料の支払いは応益負担ではなく、応能負担になっている。保険料の徴収において、リスクの高低は全く考慮されない。社会保険の基本的な役割はリスク分散であるにかかわらず、リスク発生が高齢者にほぼ集中しており、実質的には現役世代から高齢世代への所得移転装置として機能している。つまり、本来的な意味での保険の原理は崩れており、税に近い性格になっている。

民間保険	公的保険
任意加入	強制加入
逆選択あり	逆選択なし
リスク選択あり	リスク選択なし
応益負担	応能負担

（2）医師誘発需要

1）医師誘発需要とは

　医療経済学の重要な研究課題の一つに、供給者誘発需要仮説があ

る。供給者は医師であったり、介護サービス従事者であったりする。これまで主として研究されてきたのは、**医師誘発需要仮説**である。

医師誘発需要とは、医師と患者の間に情報の非対称性が存在するため、医師が自らの利得を目的として、患者に不必要なサービス利用を促し需要を喚起することをいう。

さて、ここで多くの医療従事者の方は、「医師が自らの利得を目的として、患者に不必要なサービス利用を促す？　そんなことがあるものか！」と反感を抱かれたかもしれない。特に勤務医の方はそう考えても仕方がない。

筆者が医師誘発需要という言葉を初めて知ったのは勤務医であった頃、とある民間病院のアルバイトで当直をしている際、待機時間中に、漆博雄著『医療経済学』を読んだ折である[8]。そのときは私も、「ありえない！　医者をバカにしている！」と義憤を感じたものである。

実際、医師は学生の頃から、医術だけでなく、医道も教え込まれてきた（はずである）。ヒポクラテスの誓いにも、「自らの能力と判断に従い、患者に利すると思う治療法を選択し、害と知る治療法を決して選択しない」とされているではないか。

そんなことを考えている最中、当直室になぜか事務長から電話があった。

「当直の先生ですか？　今日はベッドがかなり空いているので、なるべく患者を入院させてください」。

開いた口がふさがらないとはこのことだ。医学的に入院が必要ならば入院させるのは当たり前のこと。ベッドが空いているから入院させろとは何事か。反論する気にもなれないので、「はいはい」と言って電話を切る。

さて、ほどなく急患が来院する。診察・治療後、容体は安定したので、帰宅させてもよいが、万一を考えれば入院で経過観察のほう

8　漆博雄. 医療経済学. 東京大学出版会. 1998.

が無難か。少し判断の迷う症例。先ほどの事務長の電話が思い出された。ベッドも空いているし、入院させるか。

そこで私はひらめいた。ひょっとすると、これがまさに医師誘発需要かもしれない。医師誘発需要における「医師」とは、勤務医ではなく、医療機関の経営者なのである。

日本の病院では、診療報酬はすべて病院に支払われる。勤務医はサラリーマンであって、自らの利得を目的として患者に不必要なサービス利用を促す、などというインセンティブ（動機）は働きようがない。しかし、病院の経営者である病院長は、病院の売り上げのことを考える。

日本の診療報酬制度は、空床を放置すると損をする仕組みになっている。そこで病院長が、あるいは病院長の意を受けた事務長が、医師に空床を埋めるように依頼する、などといったことが起こりえる。そして勤務医の私はそれにまんまとはまってしまった。

病院長も医師であるから、不必要な入院をさせろ、とまではさすがに言わない。しかし、倫理的に許容される範囲内で需要を誘発しようとする。勤務医は病院の売り上げなど知ったことではないが、経営者の意向をある程度は「忖度」して、入院が絶対に必要とは言えない患者でも入院させることがあるかもしれない。

2）医師誘発需要はどの程度存在するか

医師誘発需要の例として、古くから指摘されている事例を2つ紹介しよう。

（i）レーマーの法則

一般に、公定価格制度がある場合、過剰に生産しても価格が下落しないため、生産者は過剰な設備投資を行って生産量を上げようとする。これを**アバチ・ジョンソン効果仮説**という。

日本の医療サービスは公定価格であるため、過剰な設備投資が行われ、その費用を回収するために倫理的に許容される範囲内で過剰な医療サービスが提供される、という仮説が立てられる。例えば、

病院は過剰な病床を設置し、空床を回避するために入院患者を増加
させている、と言われることがある。このことは「設置された病床
は埋められる（A built bed is a filled bed）」と表現され、**レーマー
の法則**と呼ばれる。

　平成29年度の都道府県別データを見ると、人口当たり病床数と住
民一人当たり入院医療費には強い相関がみられる。人口当たり病床
数が最も多い高知県（約2,545床/10万人）では住民一人当たり入院
医療費も最大である（約21.3万円）（ 図3-1 ）[9]。

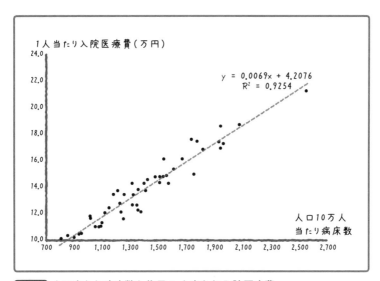

図3-1 **人口当たり病床数と住民1人当たり入院医療費**
（出典）平成29年度国民医療費、平成29年度医療施設（静態・動態）調査

　確かに、こうしたデータを見れば、レーマーの法則は否定しきれ
ない。しかし、データの正しい読み方には注意を要する。
　「病床数の多い県ほど医療費が高い」ことは相関関係を示している

9　https://www.mof.go.jp/about_mof/councils/fiscal_system_council/sub-of_fiscal_
system/proceedings/material/zaiseia301030/02.pdf?fbclid＝IwAR3_cgNYIdjq9eH_HT
QeaybRZ8tixOw1u5J9m4v6LnrdmpQJ0l9rJ4dFn2s

に過ぎないのであって、因果関係はわからない。逆の因果も考えられなくはない。「医療費が高い」ことは「患者数が多い」ことを反映していると見れば、「患者数が多い県ほど病床数が多くなる」というごく当たり前の関係のようにも見える。

(ⅱ) 医師数と医療費

人口当たり医師数の多い地域のほうが、医療費が高くなる傾向がある。これが医師誘発需要であると誤認されてきた。

1970年代のアメリカの研究において、人口当たり外科医師数が多い地域では外科手術件数が多いという関連が認められ、これをもって外科医が無駄な外科手術を誘発している、と論じられた[10]。全くの誤りである。

地域の医師数が増加すれば患者の移動時間や待ち時間が減少する。つまり患者の時間費用が低下し、それだけ医療サービスへの需要が高まる。また、地域の医師数が増加すれば医療機関間で医療サービスの質に関する競争が起こり、全体としてより品質の高い医療サービスが提供され、遠隔地の患者も引き寄せる。どちらも医師誘発需要というよりは、**患者自律的需要**である。

地域レベルのエコロジカル・データを用いた分析では、観察される需要の増加が医師誘発需要か患者自律的需要かを識別することが困難である。

1990年代以降の医師数と医療費に関する多くの研究では、患者の個票レベルのデータを用いて、医師誘発需要と患者自律的需要を分離する2段階モデルという分析手法が導入された[11]。その結果、患者自律的需要を差し引けば、医師誘発需要はほぼ存在しない、もしくは存在してもわずかであることが示された。

日本でも医師数と医療費の関係を検証した論文がいくつかある。

---

10 Fuchs VR. The supply of surgeons and the demand for operations. Journal of Human Resources (Supplement) 1978; 13: 35-56.
11 Escarce JJ. Explaining the association between the surgeon supply and utilization. Inquiry 1992; 29: 403-415.

2001年の研究では、上記の時間費用を考慮した分析が行われ、医師誘発需要仮説は支持されなかった[12]。2013年の研究では、上記の2段階モデルに患者属性データも投入して調整した分析の結果、患者自律的需要は有意である一方、医師誘発需要は有意ではなかった[13]。

3) 医師誘発需要に関する誤解

前述したように、医師誘発需要の定義は、「医師が自らの利得を目的として、患者に不必要なサービス利用を促すこと」である。誤解してはならないのは、医師誘発需要の議論は、不当に金儲けをしている悪徳医師をとっつかまえて懲らしめるためにやっているのではない。

現状の医療制度において医師誘発需要がもし存在するならば、それが医療サービス需要全体のどれほどを占めているかを確かめ、制度を是正することによって医療費全体を抑えられるかどうかを検証することが、医療経済学の役割の一つである。

前項で解説したように、病床数と医療費の関係については否定しきれないものの、医師数と医療費の関係については、医師誘発需要はほぼ存在しないか、存在してもわずかである。

3−3. モラル・ハザード

（1）モラル・ハザードとは

医療サービスを消費する者と、その費用を支払う者は同一でない。医療費のうち、患者の自己負担は最大3割、残りの7割以上は公的医療保険から支払われる。

---

12 岸田研作. 医師需要誘発仮説とアクセスコスト低下仮説−2次医療圏, 市単位のパネルデータによる分析. 季刊社会保障研究 2001; 37: 246-258.
13 角谷快彦, 小寺俊樹. 市場競争と供給者誘発需要：医療費支出のマイクロデータ分析. 医療経済研究 2013; 25: 114-125.

患者の立場になれば、低料金で医療サービスを受けられるため、さほど必要がない場合でも、なるべく多くのサービスを受けたくなるかもしれない。これを医療サービス需要の**モラル・ハザード（moral hazard）**という。

　他のサービスと比べて、医療サービス需要はモラル・ハザードが顕著である。モラル・ハザードの程度は、医療サービスにおける需要の価格弾力性に依存する。特に、外来における軽微な疾病の場合、需要の価格弾力性が高く、過剰需要が起こりやすい。

　医療サービスの過剰需要は公的医療保険財政の圧迫につながるばかりでなく、医療現場における混雑現象を引き起こし、医療従事者の疲弊にもつながる。

　モラル・ハザードへの対応策として、医療費の**一部自己負担**が導入されている。医療費が一定額に達するまでは保険でカバーしないという**免責制度**は、日本では採用されていない。

（2）患者自己負担引き上げの影響

1）自己負担額無料の時代

　かつて日本で、老人医療費の自己負担が無料という時代があった。1969年、マルクス経済学者でもあった美濃部亮吉・東京都知事は、東京都の老人医療費の患者自己負担を無料化してしまった。その動きは他の自治体にも広がった。田中角栄内閣はこの流れに追随し、1973年に国全体に老人医療費無料制度を導入した。

　当時の厚生省は大反対した。自己負担が無料になれば、医療の必要性がないのに過剰な医療サービスを受ける人々が増える。わざわざ病院や診療所に来るまでもない、ちょっとした体調不良でも病院や診療所にかかる。その結果、医療費を確実に増大させる。実際、その後の10年間で老人医療費は2倍に増加した。

　1983年、厚生省保険局長であった吉村仁が「医療費亡国論」をぶちあげ、「このまま医療費が増え続ければ、国家がつぶれる」と警告

した。

　同じ年の1983年に老人保健法が施行され、老人医療費無料制度は廃止され、定額自己負担（外来1か月400円、入院1日300円）が導入された。自己負担額はその後たびたび増額され、2002年には定率自己負担（1割）となった。

2）自己負担割合上昇による影響

　2020年1月の時点で、公的医療保険の自己負担割合は、70歳未満が3割、70〜74歳は2割、75歳以上は1割負担に据え置かれている。この1割を2割に上げることが検討されている。

　自己負担を1割から2割に上げても、1割増に過ぎないのだからいいではないか、という意見があるかもしれない。しかし高齢者が直面する負担額は倍増することになる。

　ここで問題となるのは、自己負担の上昇が受診抑制を招き、真に医療サービスの必要な患者までが受診を控えるようになって、診断の遅れや重症化を招き、結果的に患者の健康アウトカムを悪化させるのではないか、という懸念である。

自己負担割合を上げると患者の健康を害するどうかについては、国内外でいくつかの医療経済研究が行われてきた。

（ⅰ）ランド医療保険実験

　アメリカのランド研究所は、1971年から1982年に、ランド医療保険実験（RAND Health Insurance Experiment）という大規模な社会実験を実施した[14]。

　64歳未満の約6,000人の対象者をいくつかの群にランダムに割り当て、各群に自己負担割合や支払い上限額の異なる医療保険プランを提供した。自己負担割合は0％、25％、50％、95％の4種類が設定された。エンドポイントとして、医療機関への受診状況や患者の健

14　Manning WG, et al. Health insurance and the demand for medical care: evidence from a randomized experiment. The American Economic Review 1987; 77: 251-277.

康状態が追跡調査された。

　その結果、自己負担割合が高いグループほど、外来受診率や入院率は低くなる傾向が認められた。自己負担0％群に比較して自己負担95％群は約31％受診率が低下した。全体的には、自己負担割合が高くても患者の健康状態が悪くなることは示されなかった。しかしながら低所得者に限定したサブ解析では、自己負担95％群においていくつかの健康指標が悪化していた。

　この研究は、巨額の研究資金を投じ、医療経済学にランダム化比較試験の手法を導入した画期的な研究である。結果も意義深い。低所得の無保険者を放置すれば、健康状態が悪化する可能性がある。彼らに対する特別の対策の必要性が示唆された[15]。

（ⅱ）日本の研究

　ランド医療保険実験は65歳以上の高齢者は対象外であった。高齢者における自己負担割合の低下と健康状態との関連について、厚生労働省「国民生活基礎調査」のデータを用いた日本の先行研究結果を紹介しよう[16]。

　研究が実施された当時、70歳以上の自己負担割合は一律1割であった。つまり調査対象者は、69歳まで3割であった自己負担割合が、70歳になると1割に減少していた。

　回帰分断デザイン（regression discontinuity）という統計手法を用いた分析結果によれば、70歳を境に外来患者数は約10％増加していた。しかし、短期的な死亡率の変化は70歳を境に有意な変化は認められなかった。

　高齢者では、自己負担割合が低くなると医療機関に受診する回数が増える。しかし受診回数の増加が、死亡率の低下には直接つながらない。ただし、死亡にまでは至らない健康状態やQOLとの関連は、

15　Newhouse JP. Free for All?: Lessons from the RAND Health Insurance Experiment. Harvard University Press. 1996.

16　Shigeoka H. The effect of patient cost sharing on utilization, health, and risk protection. American Economic Review 2014; 104. 2152-2184.

本研究では明らかでない。

3）時間外選定療養費による受診抑制

　大病院の夜間土日の救急外来の混雑ぶりは、一種異様である。その多くは緊急を要しない軽症患者である。中には、昼間の外来に来ないで、その日の時間外に来る「コンビニ受診」もある。

　緊急を要しない軽症患者の時間外受診に対して、「時間外選定療養費」を徴収している病院もある。保険は使えず、全額自己負担で定額の料金を徴収する。金額は病院が独自に設定してもよいが、5,000〜8,000円が相場になっているようである。受診後に入院となった場合、当日日中に受診後の増悪による再受診の場合、他院からの紹介状持参の場合、等々は適応とならない。

　時間外選定療養費の導入によって、軽症患者の受診が抑制され、救急外来の混雑は緩和されたか？　いくつかの事例を紹介しよう。

　和歌山県にある病院では、2015年4月から、時間外選定療養費5,400円の徴収を開始した。前年同月の2014年4〜9月と導入後の2015年4〜9月の患者数を比較すると、「蘇生レベル」、「緊急」の患者は3,163人から3,044人とほぼ不変であった一方、「低緊急」「非緊急」の患者は7,079人から4,641人と実に34％減少した[17]。

　ある大学病院では、時間外選定療養費8,400円徴収開始前後において、1か月の平均救急外来受診患者が2,005人から1,785人と減少した。時間外選定療養費の説明を聞いて受診を拒否した患者850人のうち、125人は翌日の一般外来を受診し、そこで入院した患者は7人（0.8％）であったという[18]。

　救急外来の料金を上げると、緊急を要しない軽症患者の受診はかなり抑制できるようだ。軽症患者の外来診療の価格弾力性が高いこ

17　浜崎俊明，他．地方都市の高度救命救急センターにおける時間外選定療養費徴収による救急患者数の変動について．日本救急医学会雑誌 2015; 26: 454.
18　上條由美，他．時間外選定療養費制度導入の影響．日本医療マネジメント学会雑誌 2015; 16: 53-57.

との証左でもある。

　時間外選定療養は大いに推奨されるべきであろう。「コンビニ受診」の代金を、公的医療保険で負担する合理性はない。軽症患者に診療時間を取られ、重症患者の診療に支障をきたすことがあれば、重症患者にとっても不幸である。

　時間外受診を平日日中受診に大幅にシフトできれば、医療従事者の当直勤務の負担も軽減でき、夜勤から日勤へのシフトも一部で可能かもしれない。

　唯一の問題は、病院側にこの制度を積極的に導入するインセンティブがあまり働いていないことである。実際のところ、保険で徴収しても、保険外で徴収しても、病院の収入はあまり変わらない。つまり病院にとって経営的なメリットがない。一部の地域住民の反感を買うおそれもあるため、導入を見送っている施設もあるかもしれない。

3-4. 医療分野の規制

（1）規制と規制緩和

　修正資本主義のもとでは、政府は民間の経済活動に対して種々の規制を課す。規制には、経済的規制と社会的規制がある。

　経済的規制とは、特定産業の育成や衰退産業の保護などを目的とした参入規制や価格規制などを指す。

　フリードマンが唱える新自由主義は、アメリカ・イギリス・日本における経済的規制緩和に関する理論的支柱となってきた。市場メカニズムに基づく資源配分が最も効率的であって、経済的規制は原則廃止という立場である。参入規制や価格規制を撤廃して、企業間の競争による経済の活性化を図ることにより、国民生活の向上を図ることが、ここ数十年にわたって議論され、一部は実行に移されてきた。

規制緩和に慎重な立場は、市場メカニズムによる資源配分の効率性を認めつつ、「市場の失敗」を重視する。不平等や格差の助長など「規制緩和の副作用」が予見される場合、規制を維持ないし場合によっては強化すべきと考える。

　一方、**社会的規制**とは、消費者や労働者の安全、環境保全、災害防止などの目的により行われる規制である。経済的規制の緩和は経済成長が目的であるのに対し、社会的規制の緩和は、規制の目的に照らして過剰な規制を緩和し「規制のコスト」を削減することが目的である。

（2）医療サービスにおける規制の根拠

　医療サービスに対する規制の多くは社会的規制であって、規制の根拠のほとんどは医療サービスの安全確保である。

　医療サービスには生産者（医療従事者）と消費者（患者）の間に、情報の非対称性がある。患者が自力で医療サービスの品質や価格を評価することは難しい。医療を市場メカニズムに任せると、劣悪な品質の医療サービスが、不当に高い価格で提供されるおそれがある。医療サービスの安全も担保されない。その結果、不利益を受けるのは患者である。

　医療サービスの生産者に対しては、法律で厳しい規制がかけられる。根拠法には、医師法・医療法・薬機法や健康保険法などがある（ 表3-1 ）。規制をクリアした良質な医療サービスだけが保険診療として患者に提供される。そのことが国民や患者の安心につながる。

　薬機法に基づく医薬品・医療機器の承認制度や誇大広告の禁止は、安全性に関する厳格な規制である。典型的な社会的規制であり、その必要性に関してほぼ異論はない（薬機法については2-3章を参照）。

表3-1 医療分野の規制とその根拠

	規制の根拠　[根拠法]
医薬品・医療機器の承認制度	医薬品・医療機器の有効性・安全性確保 [薬機法]
誇大広告の禁止	不適切な患者誘導を抑制 [薬機法など]
免許制度	医療従事者の質の担保 [医師法など]
施設基準	医療施設の質の担保 [医療法]
診療報酬制度	医療サービスの質の担保と価格の安定[健康保険法など]
病床規制	病床数の過剰・地域偏在の抑制 [医療法]
国民皆保険	所得格差によるアクセスの不平等などを抑制[健康保険法など]
混合診療禁止	所得格差によるアクセスの不平等などを抑制[健康保険法など]
株式会社の参入規制	営利目的の排除 [医療法]
受動喫煙対策	非喫煙者の受動喫煙による健康被害の防止[健康増進法]

1）混合診療禁止と株式会社の参入規制

　2000年代の小泉純一郎政権のキャッチフレーズは「聖域なき構造改革」であった。医療分野も聖域と称された。規制緩和の推進派は政府の規制改革会議であり、「岩盤規制」によって既得権者が保護されている、というのが推進派の言い分であった。推進派が規制緩和の対象として挙げたのが、「混合診療禁止」と「株式会社の参入規制」である。

　反対派は厚生労働省と日本医師会という構図。推進派と反対派の議論は終始平行線をたどった。

　混合診療の解禁については、患者の選択肢の拡大や未承認の医療技術の早期導入などが根拠として挙げられた。しかし、患者の選択肢の拡大については、高額な保険外診療が増え、その結果として医療サービスへの公平なアクセスが阻害されるリスクが考えられる。医療技術の早期導入に関しては、混合診療の解禁という方法でなくとも、医薬品や医療機器の承認手続きの改善で対処できる話である。

　医療法に基づき、株式会社による医療機関の経営は原則として禁

止されている。株式会社による効率的な経営によって、顧客サービスの向上や病院の赤字解消につながる、といったような説が、推進派の唱える株式会社参入解禁の理由であった。

「顧客サービスの向上」という主張の背後にある彼らの目論見が透けて見える。仮に株式会社の経営者が医療経営に参入したとして、彼らにできる「顧客サービスの向上」はせいぜい、病院のアメニティーの改善や接遇の改善、すなわち付帯サービスの向上に過ぎない。患者の健康アウトカム向上という真の価値を実現できるわけではない。彼らは、一般の企業が平気でやっているように、不採算部門から撤退する。保険外診療のオプションを取りそろえ、サービス単価の高い顧客層を囲い込む。つまり、ホテルのような豪奢な病院で金持ち優遇、などということをやりかねない。そうやって病院の収支を黒字化する。

その結果、最も医療サービスを必要とする患者層における医療サービスへのアクセス阻害や、貧富の差によるアクセス格差を助長しかねない。医療サービスの全部ではなくても、多くは公共財としての性質を有しており、特に救命救急・難病治療・保健関連サービスなどは、患者側の経済力の差によって受けられる医療サービスの質にも量にも格差を生じさせることは避けるべきである。

客観的に見て反対派の唱える意見のほうが正論であり、結局のところ正論のほうが通って、混合診療解禁も株式会社の新規参入もほぼ実現されなかった。その後、これらに関する議論はほぼ下火になっている。

ところで、医療サービスでは混合診療が原則禁止されている一方、介護サービスでは保険対象サービスと保険外サービスを同時に受けられる。医療サービスに比べて介護サービスは、サービス供給者と利用者間の情報の非対称性の度合いが低く、供給者誘発需要は起こりにくいと考えられているからである。

2）受動喫煙対策

受動喫煙は、外部不経済という「市場の失敗」の代表例である（1-5章参照）。たばこの生産者（たばこ会社）と消費者（喫煙者）以外の第三者（非喫煙者）に不利益をもたらす。つまり公害と同じ構図である。市場の失敗であるから、政府が介入し規制を行うことが正当化される。

2003年に施行された健康増進法第25条は、「国及び地方公共団体は、望まない受動喫煙が生じないよう、（中略）受動喫煙を防止するための措置を総合的かつ効果的に推進するよう努めなければならない」と定める。この条文を遵守すべき主体は「国及び地方公共団体」であって、「国民」ではない。さらにこの条文は努力義務規定であり、罰則規定を伴わない。

にもかかわらず、この法律の施行を境に、受動喫煙防止対策はがらりと変化した。それ以前は、公衆衛生学の専門家や保健師などの実務家がいくら「受動喫煙のリスク」、「公共の場での禁煙・分煙」を訴えても、市民も企業も聞く耳すら持たなかった。路上喫煙・歩行喫煙は当たり前、オフィスの室内はたばこの煙が充満している状態、レストランでも隣のテーブルの客がたばこをふかしていた。しかし、法律にたった一文加えられただけで、それを錦の御旗に、世の中は一変した。路上禁煙、屋内禁煙、タクシー車内も禁煙など、民間も自主的な対策に一気に乗り出した。法律の力は時に絶大である。

3）医師免許制度は要らない!?

医師になるには、医学部を卒業し、医師国家試験に合格して医師免許を取得しなければならない。医師免許を持たない者が、医師と同じ医療行為を行ってはならない。違反すれば刑事罰もある（例外として、看護師などが医師の指示のもとに一部の医療行為を行うことはできる）。

どの先進国でも同じ、当たり前のことだ。この当たり前のことに

異論を唱えたのが、ノーベル経済学賞の受賞者であり新自由主義の旗手であるミルトン・フリードマンである（1-4章参照）。

彼はその著書『資本主義と自由』の中で、「医師免許制度は不要」という極端な説を唱えた。フリードマンの論述はなかなか巧みであり、相当の屁理屈であるにもかかわらず、騙されそうになるので注意が必要である。

フリードマンによる「情報の非対称性」についての説明は以下である。

「こうした免許制を法制化するときのお決まりの言い分は、公共の利益を守るためだという。――（中略）――彼らの言い分はこうだ。たいていの人は、自分の召使いすら賢く選べない。例えば、良い医者を見分けるには医学の心得がなければならないが、ほとんどの人はそうではないのだから、医者の選択にかけては無能力だ。したがって、無能力のせいで被害に遭わないように政府が守ってやらなければいけない」。

フリードマンの唱える、無免許でも医療行為をやってもよい論拠はこうだ。

「医師の資格を国家試験で認定し、合格者はそれを表示できるが、無資格の医師が診療することも自由。ちょっとしたかぜぐらいなら低料金の無資格医師に診てもらえばよい。外科手術などは有資格医師にやってもらえばよい。――（中略）――誤診・誤治療は、免許をもつ医師でも珍しくない。損害賠償などのルールを厳格にすることで、そのリスクはカバーできる」。

医師免許制度の弊害を、次のように説明する。

「アメリカ医師会は、アメリカの職業別組合の中でおそらくいちばん力が強い組織である。そして職業別組合で力が強いとは、その職業に従事できる人の数を制限できるということだ。その職業の技術水準にこだわるあまり、一流の技術を持つ者しか認めるべきではないと言いたくなるのはわかるが、しかしこれでは、そのために一部の人が医療を受けられなくてもやむを得ないと言っているのと同じ

ことである」。

「医療の平均的な質というものがもしあるとしたら、それは、実際に行われた医療の質を平均しただけでは得られない。それでは、死ななかった人だけを対象に治療効果を判断するのと同じである。質を考えるときは、参入制限の結果"行われなかった医療"が増えたことも考慮しなければならない」。

「アメリカの医療費は世界一高い。最大の原因は、アメリカ医師会による参入障壁である。医療費が高いために貧困層が医療から締め出されている。医師資格を自由化すれば、リスク（＝質の悪い医者による質の低い医療）よりも、メリット（＝無治療放置の患者が治療の機会を得る）のほうが大きい」。

さて、フリードマンの御説に騙されてはならない。

無資格医師が不適切な治療で患者の身体に不可逆的なダメージを与えれば、損害賠償などのルールを厳格にしたところで、取り返しがつかないだろう。そうしたリスクを最小化するシステムを作るべきであって、リスクを伴う治療を選択することを患者の自己責任とするのは患者にとってあまりに酷であろう。

「行われなかった医療」を問題にするのならば、最善の手は、国民皆保険制度を導入し、貧困層でも医療にアクセスできるようにすればいいだけのことだ。アメリカ医師会に責任転嫁するのはお門違いである。

フリードマンは、社会保障制度自体が不要である、とも唱えている人物である。彼に、国民皆保険制度というチョイスはなかったのだろう。

II 応用編

4 国民医療費

4-1. 国民医療費抑制政策

（1）国民医療費の年次推移

　2017年度（平成29年度）「国民医療費の概況」によれば、国民医療費は43兆710億円（人口1人当たり33万9,900円）であった。財源は、保険料が21.3兆円、公費が16.5兆円（うち国庫負担10.9兆円、地方負担5.6兆円）、患者負担が5.0兆円などとなっている。

　図4-1 は、国民医療費・対国内総生産（GDP）比率および対国民所得比率の年次推移を示す。

　国民皆保険が達成された1961年（昭和36年）から老人医療費の無料化が行われた1973年（昭和48年）まで、国民医療費が急増したにもかかわらずGDPの伸びも大きかったため、国民医療費対GDP比率は4％未満で推移した。この期間は、高度経済成長に伴う医療インフラの膨張期と言える。

　1973年（昭和48年）はオイルショックの年であり、高度経済成長が終焉した年である。また老人医療費無料化が始まった年でもある（3-3章参照）。これ以降国民医療費は急上昇し、1980年（昭和55年）には国民医療費対GDP比率が5％に迫った。

　1981年（昭和56年）には第2次臨時行政調査会が設置され、医療費抑制政策が始まった。老人医療費の無料化が撤廃され、老人保健制度の創設されたのが1983年（昭和58年）である。1985年（昭和60年）に医療法が改正され、地域医療計画の導入による病床規制が開始された。また、医学部定員の抑制も決定された。薬価の大幅引き

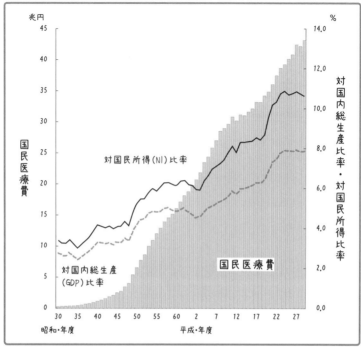

図4-1 国民医療費・対国内総生産および対国民所得比率の年次推移
（出典）厚生労働省「平成29年度 国民医療費の概況」

下げも行われた。これら医療費抑制策は奏功し、1980年代を通じて国民医療費対GDP比率は5％前後に抑制された。

　しかし、1991年（平成3年）にバブル崩壊が起こり、それ以降は経済が長期に停滞する。1992年（平成4年）以降、国の**基礎的財政収支（プライマリーバランス）**は赤字になった。そのような中で医療費は増大し続け、国民医療費対GDP比率は再び急上昇した。1999年（平成11年）以降は特に社会保障関係費（特に医療費）が国の債務残高の大きな増加要因となった。

　2001年（平成13年）からは小泉内閣のもとで、診療報酬医療本体のマイナス改定、自己負担割合3割への引き上げ、後期高齢者医療制度の創設など、再び医療費抑制政策が強力に進められた。国民医療

費対GDP比率は6％前後で安定局面を迎えたものの、それも長続きしなかった。なお小泉改革後から、いわゆる「医療崩壊」が言われるようになり、医師不足や地域偏在、勤務医の負担軽減などの政策課題が挙げられるようになった。

2008年（平成20年）はリーマンショックに見舞われ、戦後初の連続マイナス経済成長となる。国民医療費対GDP比率はまたも急激に上昇し、8％台に突入した。

2012年（平成24年）からは第二次安倍内閣のもとで、国民医療費対GDP比率が8％台で安定的に推移している。国民医療費は依然として伸びているものの、リーマンショックから立ち直り、経済がいくぶん回復基調にあることが要因と考えられる。

（2）医療費抑制政策が必要とされる理由

官僚やエコノミストが唱える、医療費抑制政策を必要とする理由にはいくつかある。第一に、国の財政赤字が深刻であり、財政再建を要すること。第二に、国民が負担増を忌避していることである。

1）国の財政赤字

日本政府の歳出は税収を上回っており、不足分は公債金、すなわち国民からの新たな借金でまかなっている。約100兆円の歳入のうち約30兆円が公債金である。また、歳出約100兆円のうち約24兆円は国債費すなわち借金返済、そのうち9兆円は公債累積残高約897兆円の利払いに回されている（1-3章参照）。

日本の財政赤字がこのまま累積し続ければ、いつ財政破綻を迎えるのかは、エコノミストたちの間でも意見が分かれている。

主に財務省は、財政破綻を危惧し、増税と歳出削減を通じた緊縮財政による財政再建の必要性を常に訴えている。

一方、財政不均衡をそれほど問題視しない向きもある。既に発行された国債の約5割を日本銀行が保有している。国債は円建てで発行

されており、政府が支払いを保証している。公債残高が増大しても金利高騰や円の暴落などは今のところ起こっていない。

　しかし財政赤字を放置してよいはずはない。少なくともこれ以上赤字を増やさない、すなわち基礎的財政収支（プライマリーバランス）のマイナスを解消する必要がある。政府は2025年度にはプライマリーバランスを黒字化することを目指している。しかし、その実現すら危ぶまれている。

2）国民の負担増に対する忌避

　財政再建のために取りうる手段として、増税と歳出削減がある。

　増税の実施は容易でない。消費税を導入したり引き上げたりするたびに政権が吹っ飛んできた。「消費税増税に命をかける」と発言し、増税法案を三党合意で成立させた民主党の野田内閣は、その後の総選挙で大敗し政権を失った。

　また、景気の悪化局面での消費税増税はさらに不況を招き、法人税・所得税などの税収の落ち込みによるさらなる財政赤字を招きかねない。

　結局のところ、財政再建を実現するには、増税よりも歳出削減が重要なオプションとなる。しかし、それとて容易ではない。

　歳出削減の議論の俎上にいつも載ってくるのが、社会保障関係費である。社会保障関係費には年金・医療・福祉があるが、年金を抑制するというと高齢者から大反発を招くので、医療・福祉が費用抑制の議論の対象となりやすい。

　ここで注意が必要なのは、社会保障関係費の34兆円とは、社会保障給付費全体（約120兆円）のうちの国庫負担分のみである。それ以外の社会保障給付費は保険料や地方負担などで賄われている。

　社会保障関係費の34兆円のうち、医療費に当たるのは約11兆円である。つまり国民医療費43兆円のうち、国庫負担は11兆円であり、残りは保険料や地方負担や患者自己負担などである。財務省が医療費削減というとき、この国庫負担分の11兆円を削減することを意味

している。財務省にとっては保険料が上がるのも患者自己負担が上がるのも構わないのである。

　医療や福祉の関係者の中には、防衛費を削って社会保障費を増やすべき、戦闘機や戦艦を外国から買うお金があれば医療や福祉に回すべき、などと語る者もいる。しかし、国防と社会保障のどちらが大事かと言えば、どちらも大事であって優劣はつけられない。防衛費削減の国民的合意を得ることも難しい。しかも現状、防衛費は5兆円、社会保障費の国庫負担は34兆円である。防衛費をいくらか削って社会保障費に回しても、さほど大きな足しにはなるまい。

　医療費の財源補充として、たばこ税の増税が謳われることがある。ちなみに1箱440円の紙巻きたばこの税額は約280円（そのうち国税は約100円）であり、国税収入は約1兆円である。たばこ税をこれ以上引き上げても、医療費の財源として十分な足しにはならないだろう。

　仮に、医療や福祉の給付レベルを低下させることを国民が了解すれば、財政再建は可能かもしれない。実際は、税金を引き上げることも、医療や福祉の給付レベルを下げることも、国民の合意を得ることは困難である。国民の政府に対する「無い物ねだり」が続いているため、国債を発行し続け、将来世代に借金を先送りしている、という見方もある。

4−2. 先進各国の医療比較

（1）先進各国の医療費の比較

　OECD Health Dataは、経済先進国35か国の保健や医療に関する調査データである。 図4-2 は、日本、アメリカ、イギリス、ドイツ、フランスの5か国における保健医療支出対GDP比の推移を示す。日本の国民医療費と異なり、OECDの「保健医療支出」は、医療だけでなく予防や介護も含むより範囲の広い概念である。

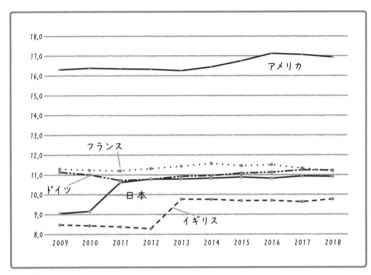

図4-2 保健医療支出対 GDP 比（5 か国の推移）
（出典）OECD Health Data 2019

　アメリカがトップをひた走り続けている。2010年まではドイツと
フランスがほぼ同率、それに離れて日本、イギリスと続いていた。
　ところが2010年から2011年にかけて、日本が2％近く急上昇して
いる。GDPの2％近くも医療費が自然増することはあり得ず、これ
はアーチファクトである。
　実は2010年より以前は、OECD Health Dataにおける保健医療支
出の算定基準が一部あいまいであり、各国間で計算方法に違いが
あった。OECDが算定基準を統一したため、それに基づき計算する
と、日本の保健医療支出のデータの中に介護に関連するデータなど
一部入っておらず、過小評価であることが判明した。これを補正
した結果が2011年以降のデータである。実はもともと、日本の医療
費はドイツやフランスと同程度であったのである。
　同じようなアーチファクトが、イギリスでも2012年から2013年に
かけて起こっている。

（2）先進各国の健康指標の比較

表4-1 は、5か国の保健医療支出、平均寿命、乳児死亡率の比較を示す。

表4-1 保健医療支出、平均寿命、乳児死亡率の5か国比較

	アメリカ	ドイツ	フランス	日本	イギリス	OECD平均
保健医療支出対GDP比	16.9	11.2	11.2	10.9	9.8	8.8
平均寿命（男性）	76.1	78.7	79.6	81.1	79.5	78.0
平均寿命（女性）	81.1	83.4	85.6	87.3	83.1	83.4
乳児死亡率（出生千対）	5.8	3.3	3.9	1.9	3.9	3.8

（出典）OECD Health Data 2019

かつて、日本は保健医療支出対GDP比が比較的低いわりに、平均寿命が長く乳児死亡率が低い、つまり日本は低コストの医療で高い健康水準を維持している、などと主張する論者がいた。ところが、前項で示したように、日本は保健医療支出対GDP比が比較的低いという認識は誤りであった。OECDの平均と比較しても、日本の医療費は高い。

平均寿命が長く乳児死亡率が低いことは医療のおかげ、という認識も誤りである。日本の乳児死亡率が低いのは、医療の貢献ももちろんあるものの、むしろ公衆衛生や母子保健の貢献が大きい。平均寿命は、医療の貢献というよりもむしろ、食生活を含む生活習慣が主に寄与している。また、日本の女性の平均寿命は87.3歳、フランスの女性の平均寿命が85.6歳、そのわずか1.7歳の差が日本とフランスの医療水準の違いを反映しているわけでもなかろう。

4－3. 医療費増加の要因

（1）医療費増加の要因とされてきたもの

表4-2 は、医療費増加の要因とされてきたものの一覧である。

表4-2 **医療費増加の要因とされてきたもの**

```
①人口高齢化
②国民所得の増加
③医療保険の普及
④医療技術の進歩
⑤医師誘発需要
⑥過剰な病床数
⑦長い平均在院日数
```

　これまでの海外の医療経済研究によれば、「人口高齢化」の影響は意外に小さく、「国民所得の増加」、「医療保険の普及」の影響は一定程度あるものの、「医療技術の進歩」の影響が大きく、「医師誘発需要」の影響はほとんどないと考えられている[19]。

　ハーバード大学のNewhouse教授らの研究によると、1960～2007年の約50年間にアメリカの総医療費上昇に影響した各要因の寄与率は次の通りであった[20]。

　①人口高齢化：7.2%

　②国民所得の増加：28.7～43.1%

　③医療保険の普及：10.8%

　④医療技術の進歩：27.4～48.3%

　日本のほうがアメリカよりも急激に「人口高齢化」が進んでいる

19　Xu K, Saksena, P, Holly A. The determinants of health expenditure: a country-level panel data analysis. WHO Working Paper 2011.
20　Smith S, Newhouse JP, Freeland MS. Income, insurance, and technology: why does health spending outpace economic growth? Health Affairs 2009; 28: 1276-1284.

ため、その医療費への影響は日本のほうが大きいと考えられる。

日本では、「国民所得の増加」は1973年までの高度成長期には顕著であった。しかし、それ以降の低成長期、さらに平成の大不況時代にも医療費は増大を続けており、「国民所得の増加」では説明できない。

日本の場合、1961年に既に国民皆保険を達成している。それ以降の医療費の増加は「医療保険の普及」では説明できない。

日本でも諸外国でも、「医療技術の進歩」が医療費と大きく関連しているとみられる。

なお、「過剰な病床数」と「長い平均在院日数」については、日本特有の問題である。これらについては5-3章を参照されたい。

（2）人口高齢化の影響

厚生労働省は、国民医療費の増加を高齢化による「自然増」と表現することが多い。高齢化は所与の条件であり、医療政策によってどうにかなる問題ではない、と主張しているように見受けられる。しかしながら、高齢化は医療費増加の一要因ではあっても、主要な原因ではない。

1）燻製ニシン仮説

高齢化による医療費増加は限定的であるとする説の代表例として、Zweifelによる**燻製ニシン仮説（red herring hypothesis）**が有名である[21]。高齢化は「燻製ニシン」、すなわち本物から人の目をそらせるための偽物である。医療費に影響するのは年齢ではなく、病気に罹患してから死亡までの期間（time to death）である。死亡までの期間の影響を統計的に調整すると、年齢と医療費の間の関連

21 Zweifel P, Felder S, Meiers M. Ageing of population and health care expenditure: a red herring? Health Economics 1999; 8: 485-496.

は有意でなくなる。

　人間誰しも必ず死ぬ。死ぬ直前に、一生に使う医療費の大部分を使う。つまり高齢化は、高額医療費が使われるタイミングを先送りしているだけであり、医療費そのものを増加させる要因ではない、とする説である。

2）燻製ニシン仮説を支持する研究

　前述したNewhouseの研究も、高齢化の影響は小さいとする内容であり、燻製ニシン仮説を支持する内容である。

　もう一つ、2000年に『New England Journal of Medicine』に掲載された論文を紹介しよう[22]。

　図4-3 は、アメリカのメディケア（65歳以上高齢者の公的医療保険）のデータを用いた研究結果を示す。死亡時の年齢によって対象

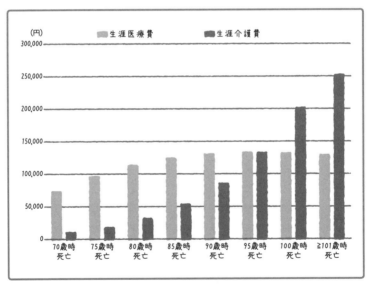

図4-3 死亡時の年齢による生涯医療費と生涯介護費

22　Spillman BC, Lubitz J. The effect of longevity on spending for acute and long-term care. N Eng J Med 2000; 342: 1409-1415.

者を群分けし、各群の生涯医療費と生涯介護費の平均を示している。生涯医療費は、70歳時死亡群と比較して、75歳、80歳、85歳死亡群のほうが高くなっている。しかし85歳を過ぎると生涯医療費はプラトーになる。一方、生涯介護費は、死亡時年齢にほぼ比例して上昇する。

　つまり、高齢化により医療費はある程度増加するものの、高齢化がさらに進めば医療費の増加は鈍化する。高齢化の直接影響によって増加するのは介護費である。

　平均寿命が80歳を超える日本においては、さらに高齢化が進んだとしても、それによる医療費の増加はわずかであり、介護費のほうが急騰すると推定される。

3）医療技術の進歩

　マクロレベルで、医療技術の進歩全体が国民医療費に与える影響を分析することは難しい。それに相当する適切な変数を設定できないからである。前述のNewhouseの研究でも、他の要因による影響を除外し、残った部分の医療費増加分がおそらく医療技術の進歩によるものに違いない、としているにすぎない。しかしながらミクロレベルでは、個々の新しい医療技術の導入と医療費増加との関連は多くの例で示唆されている。

　鏡視下手術やロボット手術などの低侵襲手術が普及している。超高額薬剤が次々と開発され、臨床現場での使用が拡大している。これらは患者のアウトカム改善につながると同時に、医療費を確実に増大させる。新しいがん検診を導入すれば当該がんに罹る医療費は確実に増大する。ゲノム医療はがんやその他の難病の治療にも応用され、一部の患者には福音をもたらすかもしれない。しかし、医療費は確実に増大する。

　「医療費抑制を目的に、医療技術の進歩を止める」などという馬鹿げた政策を提案する者はいるまい。しかし仮の話として、もしそんな政策が進められたらどうなるか？　日本の患者は国内で最先端の

治療が受けられなくなり、海外に行って治療を受ける者が増えるだろう。日本の優秀な医師たちは、日本の医療を見限って、海外に活躍の場を求めるだろう。そんなことは起こりえない、と信じたい。

　医療技術の進歩は不可避であり、それによる国民医療費の増加も不可避である。はっきり言おう。国民医療費を今より減らすことなど、どだい無理な話である。やれることと言えばせいぜい、医療技術の効果に関する検証を今よりも厳密に行い、効果が認められない医療技術は排除して、効果がある医療技術だけを生き残らせること。さらに効果だけでなく費用も分析し、当該医療技術が費用に見合う効果があるかどうかを検証し、費用対効果に劣る場合は排除するか公定価格を下げる、といった方策が妥当であろう（6-2章参照）。

5 医療の無駄

　国民医療費が高騰する主な原因は医療技術の進歩、次に人口高齢化であり、どちらも不可避である。つまり国民医療費を現在より減少させることはほぼ不可能であり、できることはせいぜいさらなる高騰を抑制する程度である。

　高騰を抑えるには、医療の中身に踏み込み、医療の無駄を減らすことの他に策はない。医療の無駄には、過剰な検査・治療、過剰な薬剤使用、過剰な病床・病院がある。

　これらの無駄は、かなり以前からわかっていることである。にもかかわらず、なぜこれまで無駄を省くことができなかったのか？

　現行の医療制度が形作られるまでに、長い歴史的経緯がある。過去にはうまく機能していた制度が、時を経て陳腐化し、無駄を生む根源となりうる。医療制度は、その時代その時代の社会的な要請に十分に応えきれない形で、その場しのぎのマイナーチェンジを繰り返してきた。その結果、今や複雑怪奇なシステムに変容し、大きな改革を行うにも行いにくくなっている。既存の制度の下で物事が曲がりなりにも進められている場合、現状維持バイアスが働く。国民の合意なしに制度を大幅に変えることはできなくなっている。

5−1．過剰な検査・治療

（1）大型医療機器の非効率配置

1）CT・MRIの集約化の必要性

　医療機関にとっては、外来のCT検査の診療報酬は出来高払いであ

るため、検査を実施すればするほど医療機関の収入になる。このような支払い制度が、外来でCTを撮るという医師の意思決定の心理的なハードルを下げているのかもしれない。

表5-1 に示す通り、日本は人口当たりのCT・MRIの台数が多い。イギリスと比較するとCTは約12倍、MRIも2倍近くある。

Ⅱ 応用編 : : ❺ 医療の無駄

表5-1 **人口当たり CT・MRI の台数・検査数の 5 か国比較（2017 年）**

	日本	アメリカ	イギリス	ドイツ	フランス
人口 100 万人当たり CT 台数	111.5	42.6	9.5	35.1	17.4
人口千人当たり CT 検査回数	230.8	255.7	92.3	148.5	189.7
人口 100 万人当たり MRI 台数	55.2	37.6	7.2	34.7	14.2
人口千人当たり MRI 検査回数	112.3	110.8	62.1	143.4	114.1

（出典）OECD Health Data 2019

イギリスの医療は国営であり、大型医療機器の導入台数に厳密な規制をかけている。一方、日本に規制はなく、医療機関が大型医療機器を自由に購入して設置できる。そのため全国津々浦々、小規模の医療機関にもCTが設置されている。

日本にはCTがそこら中にあるので、不必要なCT検査が他国よりも多いかというと、必ずしもそうとはいえない。人口千人当たりCT検査回数は日本とアメリカで差はあまりなく、人口千人当たりMRI検査回数についてはイギリスを除く4か国とも同程度である。

アメリカは日本の半分以下のCT台数で、日本と同程度の人口当たりCT検査回数をこなしている。MRIも同様である。つまり日本は多くのCTやMRIを抱えているものの、稼働率が低いと考えられる。CT・MRIの設置自体を集約化すべきである。

2）CT・MRIの共同利用

CT・MRIの集約化に向けて、施設間での共同利用が図られている。平成28年度診療報酬改定では、64列以上のマルチスライス型CTおよび3テスラ以上のMRIを施設で共同利用する場合、診療報酬点数

がほんの少し上乗せされることとなった。しかしある調査によれば、2018年9月の1か月間において、MRIの施設共同利用の算定を行った施設は6%に過ぎなかった[23]。

　これも抜本改革には程遠い弥縫策である。私見であるが、厚生労働省は、1985年の医療法改正の際に決定された病床規制と同じレベルの総量規制を、CT・MRI設置に対しても行うべきであろう。稼働率の低い旧式のCT・MRIを医療機関が廃棄することに対して財政支援する、といったことも検討すべきではないか。

（2）ガイドラインに基づく画像診断

1）無駄なCT検査

　検査の利益とは、正確な診断と治療につなげ、その結果として患者の健康の回復に寄与することである。検査の不利益には、検査に伴う身体的・精神的負担および費用負担がある。不利益が利益を上回る場合、検査をやるべきではない。言うまでもないことだろう。しかしその言うまでもないことが、実際には徹底されていない。

　臨床的な視点からも、外来のCT検査の一部は無駄である。小児の軽度頭部外傷に対するCT検査の有用性について、2009年に『Lancet』に掲載された報告によると、2歳以上の場合、頭蓋骨骨折や高度の意識障害、意識変容があればCT検査が必要である。嘔吐・意識消失、激しい頭痛、激しい受傷機転があればCT検査を考慮してもよい。しかし、いずれもなければCT検査は勧められない[24]。

　日本医学放射線学会の『画像診断ガイドライン2016』にも、推奨されない画像診断について記載されている。軽度の頭部損傷を有する小児に対する頭部CT検査は推奨グレードDであり、頭蓋内損傷の

23　「高度な放射線治療装置等の医療機器の配置及び適切な活用に関する研究」（厚生労働科学研究費補助金 研究代表者：本田 浩）

24　Kuppermann N, et al. Identification of children at very low risk of clinically-important brain injuries after head trauma: a prospective cohort study. Lancet 2009; 374: 1160-1170.

リスクを評価したうえで、リスクが低い場合には頭部CT検査を行う
べきではないとしている。

　小児の軽度頭部外傷に対するCT検査の無益性と被曝リスクを十
分な時間をかけて説明したとしても、納得しない親はいるだろう。
親の強い希望で仕方なく行うこともあろう。

　あるいは、受傷直後は症状がなくても脳内出血であるケースも全
くないとは言えない、という理由でCT検査を実施するという医師も
いるかもしれない。しかし、極めてまれなケースをスクリーニング
するために全例にCT検査を実施するというのは明らかに非効率で
ある。医療安全の観点とは相反するという批判も失当である。

2) Choosing Wisely

　2011年にアメリカ内科専門医認定機構（ABIM）は、不要な検査
や治療を減らすことを目指し、Choosing Wisely（賢く選ぼう）とい
うキャンペーンを始めた[25]。

　Choosing Wiselyは、科学的根拠に基づいて患者がベストの医療を
受けることをサポートすることが主眼であり、医師と患者とのコ
ミュニケーションのツールとして活用される。医療費の削減は二次
的なことである。単に検査を控えることを医師に忠告するだけでな
く、国民に向けての啓蒙を展開している点が特徴的である。

　Choosing Wiselyの精神は高尚である。しかし実際の運用面での課
題は残されているようである。集中治療領域の不要な検査を列挙し
たChoosing Wiselyリストの公表の影響を分析した論文によれば、医
師や患者の行動変容は思ったほど観察されず、医療の質や費用への
影響もあまり大きくなかった[26]。論文の著者は、Choosing Wiselyの
推奨リストを公表するだけでは実効性に乏しいと論じている。

25　Levinson W, et al. 'Choosing Wisely': a growing international campaign. BMJ Qual Saf
　　2015; 24: 167-174.
26　Admon AJ, Cooke CR. Will Choosing Wisely® improve quality and lower costs of care
　　for patients with critical illness? Ann Am Thorac Soc 2014; 11: 823-827.

Choosing Wiselyが医師の行動変容をあまりもたらさない理由が
いくつか挙げられている[27]。患者（または家族）は検査を受けるこ
と自体を期待する。エビデンスが乏しいことや医療費の抑制など、
患者の眼中にない。医師が患者に説明する労力に見合う効果はなく、
説得はたいてい徒労である。検査を行うことが医療機関の収入にな
る場合、それが検査を実施しないという意思決定の阻害要因になる。

（3）過剰な治療

　患者には治療されたい要求があり、医師には治療したいという要
求がある。一部の内科医はやたら新薬を使いたがる。一部の外科医
はやたら手術をしたがる。コクラン・レビューで有名なイギリスの
アーチボルド・コクランは、「有効でない治療がかなり使用されてい
る」という警告を発したことがある[28]。

　冠動脈インターベンション（PCI）は、ステントやガイドワイヤー
などの道具の進化とともに、複雑な冠動脈病変の治療も可能にした。
循環器内科医の手技が成熟するとともに、安全性も向上し、結果的
にPCIの適応は広がった。その結果、本来はPCIが必要でない患者に
までPCIが行われる、"PCI overuse"が問題となっている。

　一つの大きな転機となったのが、2007年に『New England Journal
of Medicine』に掲載されたCOURAGE試験の結果である[29]。安定狭
心症の初期治療として至適薬物治療を行った群と、至適薬物治療に
PCIを併用した群の間で、心血管イベント（全死亡および非致死的
心筋梗塞の複合エンドポイント）に有意差が認められなかった。PCI
によって狭窄を解除すれば予後は改善すると信じて疑わない一部の

27　Atkinson P, et al. CJEM Debate Series: #ChoosingWisely - The Choosing Wisely
　　campaign will not impact physician behaviour and choices - CORRIGENDUM. CJEM
　　2019; 21: E10.
28　Cochrane AL. Effectiveness and efficiency: Random reflections on health services.
　　Nuffield Provincial Hospitals Trust 1972.
29　Boden WE, et al. Optimal medical therapy with or without PCI for stable coronary
　　disease.N Engl J Med 2007; 356: 1503-1516.

循環器内科医たちには、衝撃的な結果であった。

この試験結果の発表以降、安定狭心症に対するPCIの慎重な実施が世界的に求められるようになった。循環器内科の学会は診療ガイドラインを改訂し、さらにPCI施行に関する適切性基準（appropriate use criteria, AUC）を策定して、2009年に公表した。その後アメリカでは、2009年から2014年の間に、不適切な待機的PCIが26.2％から13.3％に減少した[30]。

日本でもAUCに沿って待機的PCIの適切性を判定したところ、2009年の基準では15％、2012年の基準では30.7％のPCIが不適切と判定された[31]。2018年度診療報酬改定において、安定狭心症に対するPCIの算定要件として術前虚血評価が義務づけられた。

循環器内科の良いところは、上記のように、自分たちの行っている治療を科学的に再検証し、エビデンスに基づいてプラクティスを改善する自助努力を継続的に実施している点である。専門家集団として自ら立てた規範をもって自らを律する、プロフェッショナル・オートノミーを体現している。他の分野の専門家たちの模範となるだろう。

各分野の専門家たちが、自らの領域における治療技術の効果を科学的に再検証し、その結果に基づいて医療の無駄を洗い出し、それらを是正する努力を継続していくことが肝要である。

30 Desai NR, et al. Appropriate use criteria for coronary revascularization and trends in utilization, patient selection, and appropriateness of percutaneous coronary intervention. JAMA 2015 ; 314: 2045-2053.
31 Inohara T, et al. Appropriateness ratings of percutaneous coronary intervention in Japan and its association with the trend of noninvasive testing. JACC Cardiovasc Interv 2014; 7: 1000-1009.

5－2. 過剰な薬剤使用

（1）かぜに対する抗菌薬

1）かぜについてのエビデンス

　かぜはウイルス感染が主な原因であり、多くの場合、抗菌薬は無効である。過剰な抗菌薬の使用は、薬剤耐性菌の発生という深刻な問題を引き起こす。そんな話は、医療従事者であれば誰でも知っているだろう。

　薬剤耐性菌について何の対策もとらなければ、2050年には薬剤耐性菌によって全世界で1,000万人の死亡が予測されるとの報告もある[32]。

　二次性の細菌性肺炎の予防目的に抗菌薬を使用してもよい、という主張には根拠がない。約153万の患者を対象としたイギリスの研究によれば、抗菌薬による二次感染予防の効果はほぼ認められず、抗菌薬による下痢や薬疹などの副作用は増加した[33]。

　にもかかわらず、かぜに対する抗菌薬処方が常態化している事実が日本でも報告されている[34]。2012年4月から2013年3月までの期間、約777万件の外来受診のうち、約68万件で抗菌薬が処方されていた。そのうち約70％の症例の診断名が、急性気道感染症または胃腸炎であった。抗菌薬の内訳は、第三世代セファロスポリン（35％）、マクロライド（32％）、キノロン（21％）などであり、広域抗菌薬が88％を占めた。

2）なぜ医師は効果のない治療を行うのか？

　かぜに抗菌薬を処方するという習慣は、昔から続けられている。

32　O'Neill J. Antimicrobial Resistance: Tacking a crisis for the health and wealth of nations. Review on Antimicrobial Resistance, UK, December 2014.

33　Meropol SB, et al. Risks and benefits associated with antibiotic use for acute respiratory infections: A cohort study. Ann Fam Med 2013; 11: 165-172.

34　Hashimoto H, et al. Antibiotic prescription among outpatients in a prefecture of Japan, 2012-2013: a retrospective claims database study. BMJ Open 2019; 9: e026251.

その理由は、臨床医ならば先刻承知のことだろう。

2004年、『Britsh Medical Journal』に「なぜ医師は効果のない治療を行うのか？」というタイトルの論説が掲載された[35]。効果が不明で時に有害でさえある治療が、医師たちによって行われている。その理由として、「疾病の自然経過」、「何かをなすべき必要」、「（誤った）病態生理モデルへの愛着」、「誰も疑義を挟まない」、「（真または仮定の）患者の希望」、「儀式」などが挙げられた。

かぜに対する抗菌薬に当てはめてみよう。かぜが「疾病の自然経過」で治癒するとしても、医師は目の前の患者に対して「何かをなすべき必要」に迫られる。かぜをこじらせ肺炎にかかることがまれにある。そこで昔の医師たちは、肺炎予防という理由をつけて、かぜに抗菌薬を処方してしまった。それは「（誤った）病態生理モデルへの愛着」である。そうした処方は、患者と医師の間に合意が形成されているから、「誰も疑義を挟まない」。

患者は抗菌薬を服用後にかぜが治るため、抗菌薬はかぜに効果があると勘違いする。そして、その次にまたかぜをひいたときに、医師に抗菌薬処方を所望する。すると医師は「患者の希望」に従って抗菌薬を処方する。そうしていつのまにか、かぜに抗菌薬を処方することは「儀式」と化した。

時に医師は、かぜに抗菌薬が無効かつ有害であることを患者に説得することを試みるかもしれない。しかしその試みは多くの場合、徒労に終わる。説明に納得しない患者に根負けして、患者を帰すために「グッドバイ処方」をするはめになる。意地になって処方せずに患者を帰しても、フリーアクセスの日本においては、患者は別の診療所で抗菌薬を処方してもらう。そしてその患者は、抗菌薬を処方しなかった医師のもとには二度と来なくなるだろう。

35　Doust J, Del Mar C. Why do doctors use treatments that do not work? BMJ 2004; 328: 474-475.

3）厚生労働省の「手引き」

　世界保健機構（WHO）は、すべての加盟国に対し、薬剤耐性に対する国家行動計画（アクションプラン）の策定を求めている。これを受けて、厚生労働省は2017年6月1日、外来診療を行う医師を対象にした『抗微生物薬適正使用の手引き』を公表した。

　いわゆる「かぜ」、すなわち急性気道感染症を、「感冒」、「急性鼻副鼻腔炎」、「急性咽頭炎」、「急性気管支炎」という4つのタイプに区分した。感冒はほぼウイルス感染が原因のため抗菌薬を処方しない。成人の急性鼻副鼻腔炎については、軽症例では抗菌薬を処方せず、中等症以上のみアモキシシリンの処方を推奨する。小児の急性鼻副鼻腔炎については、原則として抗菌薬を処方せず、遷延や重症例にのみ、アモキシシリンの処方を推奨する。急性咽頭炎については、成人・小児ともに原則として抗菌薬を処方せず、例外的に、簡易検査でA群 β 溶連菌が検出された場合のみアモキシシリンの処方を推奨する、とのことである。原則として抗菌薬の使用不可、一部の症例で使うとしてもアモキシシリンで十分なのである。ちなみにアモキシシリンの薬価は1錠10円程度である。

　ただし、高齢者の場合は肺炎と鑑別するために、バイタルサインや胸部聴診の異常のどちらかがあれば「胸部レントゲン撮影を含めて精査する」と示されている。

　さてこの「手引き」によって現場がどう変わっていくか、今後注視していく必要があろう。

（2）ポリファーマシー

1）ポリファーマシーの原因

　多種類の処方薬を服用し、かえって不健康に陥っている状態を**ポリファーマシー**という。何剤以上服用すればポリファーマシーといえるか、特に定義はない。5〜6剤であってもすべて必要な薬であり、特に有害事象が起こっていなければ、ポリファーマシーとは言えな

いかもしれない。さすがに10種類以上服用していれば何らか副作用が起こってもおかしくなく、この場合を**ハイパーポリファーマシー**という。

　2015年の厚生労働省の調査によれば、複数の慢性疾患を抱える高齢者では平均6剤以上が処方されていた。ハイパーポリファーマシーの患者は、65〜74歳では11.7%、75歳以上では27.3%であった[36]。

　ポリファーマシーでは種々の副作用が起こる確率も高くなる。とりわけ、ふらつき・転倒のリスクが高くなる。外来通院している高齢者165人を2年間追跡調査した結果、5剤以上服用していた患者の40%に転倒事故が発生した、という報告もある[37]。

　ポリファーマシーが起こる原因にはいくつかあるだろう。複数の医療機関から処方を受けている場合、重複処方や薬の相互作用が見逃されていることがある。薬の副作用が起こると、その症状に対して他の薬が追加処方される、**処方カスケード**のケースもある。一度処方された薬が、病気が治癒しても漫然と継続投与されていることもある。入院患者の退院時処方が、退院後のフォローアップを引き受けた診療所で漫然と処方継続されることもある。医師は、他の医師が行った処方に対して、その処方意図がわからなくても、中止することには躊躇しがちである。

2) 減薬のすすめ

　ポリファーマシーに陥っている患者は減薬すべきである。医師が高齢者の認知機能や生活環境などを考慮し、本人の服薬管理能力を把握したうえで、減薬を行うことが理想である。薬剤の有害事象を減らし患者のQOLを改善できる。さらには薬剤費負担も軽減できる。

36　平成27年11月6日中央社会保険医療協議会 総会（第311回）資料. https://www.mhlw.go.jp/stf/shingi2/0000102937.html
37　Kojima T, et al. Polypharmacy as a risk for fall occurrence in geriatric outpatients. Geriatr Gerontol Int 2012; 12: 425-430.

厚生労働省も減薬への誘導を試みている。2016年の診療報酬点数改定において、ポリファーマシーの患者に減薬すると、医療機関に報酬が与えられるシステムが導入された。

　日本老年医学会の「高齢者の安全な薬物療法ガイドライン」では、重篤な有害作用を生じやすい薬剤、有害作用の頻度が多い薬剤の一群を「高齢者に対して特に慎重な投与を要する薬物リスト」として挙げている。『高齢者が気を付けたい多すぎる薬と副作用』という一般向け啓発用パンフレットも作成し、公表している。

　減薬を実践するうえで、当該患者の全体像を日常的に把握している家庭医の役割が重要となろう。減薬は、薬の有効性・安全性に関する科学的根拠に基づいて進めることが理想である。とはいえ、科学的根拠のみを患者に押しつけても必ずしも納得が得られないのは、経験上明らかである。「この薬を飲んでいると調子がいい」と主張する患者に向かって、「根拠がない」といって無理やり薬を切ってしまうと、医師患者関係を損ないかねない。非合理的な判断をする患者の意向もある程度汲み取ることが、実臨床では必要になろう。

　余談だが、筆者は若い頃、週1日だけアルバイトで、とある内科医院の外来を手伝っていたことがある。多くの高齢者に根拠のない多剤併用がなされていたため、院長に無断で、非科学的処方を片っ端から切り捨ててやった。渋っている患者には、薬剤の添付文書を手渡し、「こんなに副作用があると書いてありますよ」と説き伏せた。すると、私が来る曜日の外来患者数はみるみる減っていき、院長のいる他の曜日に患者は移動していったのである。カルテを見ると、院長がすべて元の処方に戻していた。その後私は院長から説教を受け、依願退職（事実上の更迭）となった。若気の至り、EBMの何たるか（6-1章参照）を誤解していた次第である。

（3）後発医薬品

1）後発医薬品の評判

　後発医薬品は薬効成分が先発品と同じでも添加物や製造法がやや異なる。また後発品メーカーは先発品メーカーと比べて規模が小さい。それゆえにかつては、後発医薬品の安全性や安定供給への信頼度が低い時期もあり、後発品導入に批判的な医師も少なくなかった。

　しかし今や後発品市場は成長し、後発品メーカーの体力も強化され、後発品の品質も供給体制も改善している。

　後発品の商品名に辟易して、後発品導入に反対する医師もいた。筆者もかつて、集中治療室に置いてあるドブトレックスが突然にドブポンに代わってしまった日には、脱力感を覚えずにはいられなかった。とかく後発品の商品名は評判が悪かったため、2005年から後発品の名称は各社が独自に付けるのではなく、「一般名＋剤形＋含量＋会社名」とすることになった。ドブタミン点滴静注液100 mg「F」、といった具合である。

　先発品メーカーの競争力が低下し新薬開発が阻害される、といった理由で後発品導入に反対する向きもあった。先発品メーカーから研究費のサポートを受けている医師の中に、そういうことを言う者がやや多かった印象である。しかし昨今は後発品がかなり普及し、そのような意見はあまり聞かれなくなっている。

2）後発医薬品の普及対策

　政治的に後発医薬品普及の促進が開始されたのは、2007年の経済財政改革の基本方針からである。2008年以降は2年おきの診療報酬改定に際して、様々な後発品普及策が講じられてきた。調剤薬局向けに「後発医薬品調剤体制加算」、医師向けに「一般名処方加算」が新設された。DPC病院の評価項目（機能評価係数Ⅱ）にも後発品割合が組み入れられた。

　後発品の普及による国民医療費削減の効果については、様々な試

算がある。2009年にOECDは、日本が後発品の割合をアメリカ並みの90％程度まで普及させることができれば、総医療費を約7％削減できると試算した[38]。

3）参照価格制度

　参照価格制度とは、後発品と先発品との差額分を患者負担とする制度である。ドイツで導入された後、一時的に薬剤費抑制に効果があったとされているものの、製薬企業が参照価格制度の対象とならない製品のプロモーションにシフトしてしまい、長期的な財政効果はあまりないとも言われる。

　日本でも、参照価格制度に類似する制度の導入について、何度も繰り返し提案されては、そのたびに消えている。閣議決定された「経済財政運営と改革の基本方針2017」においても、素案の段階では参照価格制度が盛り込まれていたものの、最終的に削除された。

　患者自己負担の増加は、患者にも医療従事者にも抵抗感が強く、広く同意が得られるような政策案ではない。

4）フォーミュラリー

　フォーミュラリー（formulary）とは、医師・薬剤師などの臨床判断に資する継続的にアップデートされる薬のリストと関連情報である[39]。日本では『使用ガイド付き医薬品集』と呼ばれている。

　フォーミュラリー作成に当たっては、薬物治療の標準化を図り、同種同効薬は整理し、より安価な医薬品の選択が推奨される。先発品から後発品への切り替えだけでなく、有効性・安全性が同等であれば別成分への切り替えも考慮される。

　つまりフォーミュラリーは安全・安価な薬物療法を支援するため

38　OECD Economic Surveys: Japan 2009（Report）. OECD.（2009-08-13）. doi: 10.1787/eco_surveys-jpn-2009-en. ISBN 9789264054561.

39　Tyler LS, et al. ASHP guidelines on the pharmacy and therapeutics committee and the formulary system. Am J Health Syst Pharm 2008; 65: 1272-1283.

のツールである。有用性の高い医薬品の使用促進とともに、医療費を抑制することも期待される。採用薬を絞り込むことにより、病院が薬剤を一括購入する際、卸業者との価格交渉もしやすくなる。

「地域フォーミュラリー」と「院内フォーミュラリー」があり、前者は単施設だけではなく地域の病院・診療所・薬局が連携して作成するフォーミュラリーである。一部の病院で院内フォーミュラリーの策定が進められている。日本病院薬剤師会の調査によると、2018年2月時点で特定機能病院80施設のうち17施設がフォーミュラリー作成に取り組んでいた。

フォーミュラリーは医師の処方権を侵害したり、治療方針に介入するものではない。医師は自身の専門外の領域の医薬品についてはあまり知識がない。フォーミュラリーに沿うことで専門外の患者への対応もスムーズになる。自身の専門領域であれば、必要かつ有用な医薬品をフォーミュラリー外から選ぶことも可能である。

一例として、浜松医科大学ではフォーミュラリー作成に関して先駆的な取り組みがなされている[40]。抗インフルエンザ薬のフォーミュラリーでは、患者の状態や合併症の有無などによる薬の使い分けを提示している。内服可能な非重症例にはオセルタミビルの後発品を第一選択薬としている。バロキサビルマルボキシル（商品名ゾフルーザ）の対象となる患者は極めて限定されるという。このフォーミュラリーを用いれば、感染症の専門でない医師でも標準的な抗インフルエンザ薬の使用を実践できる。

患者の中には、話題のゾフルーザの処方を希望される方もいる。しかし、フォーミュラリーに沿えばゾフルーザを処方する必要がなく、「病院の方針です」と患者に説明もできる。院内での処方方針の統一にもつながる。「別の先生はゾフルーザを出してくれたのに」などと言われずに済むだろう。

---

40 青野浩直, 川上純一. 医薬品フォーミュラリー策定の意義と展望. 週刊医学界新聞 第3316号. 2019年4月1日.

厚生労働省は特定機能病院でのフォーミュラリー作成を2020年度診療報酬改定に盛り込むことを提案した。中医協の議論においては、医薬品の安全性や経済性にメリットがあるという賛成意見と、薬の安定供給に対する懸念や使用医薬品が制限されることへの不安といった反対意見が出された。中医協では、結果的に2020年での採用には至らなかった。

　日本ではまだフォーミュラリーが一般化していないためであろう。今後次第に普及していけば、再び中医協での議論の俎上に載ることもあるだろう。

（4）認知症治療薬

　アセチルコリンエステラーゼ阻害薬（ドネペジル、ガランタミン、リバスチグミンなど）は、軽度から中等度のアルツハイマー型認知症に対して、短期的にわずかな認知機能の改善をもたらすものの、臨床的に有意な効果とはいえない。脳血管性認知症に対する効果は示されていない。下痢や嘔気などの消化器症状や興奮などの精神症状といった副作用が、少ないながらも認められる。

　メマンチンは中等度から重度のアルツハイマー病および血管性認知症の認知機能低下を遅くする可能性はあるものの、実際にはその効果は最低限である。アセチルコリンエステラーゼ阻害薬にメマンチンを追加しても、有意な効果は示されていない[41]。

　効果と副作用のバランスに関する見解の相違は、各国の診療ガイドラインにおける推奨度のばらつきに反映されている。イギリスのNational Institute for Health and Care Excellence（NICE）のガイドラインでは、認知症治療薬の推奨度は弱い。フランスでは、ドネペジル・ガランタミン・リバスチグミン・メマンチンには有用性が

41　Buckley JS, Salpeter SR. A risk-benefit assessment of dementia medications:systematic review of the evidence. Drugs Aging 2015; 32: 453-467.

ないと判断され、2018年8月から公的医療保険の対象から外された。使用すれば患者の全額自己負担になる。

　一方、日本神経学会のガイドラインは、アルツハイマー病に対する認知症治療薬を推奨している。実際、日本では非常によく処方されている。しかも、これらの薬の承認の根拠となった治験には含まれなかった85歳以上の患者にも処方されている。

　厚生労働省のレセプト情報・特定健診等情報データベース（NDB）を用いた研究報告によると、認知症治療薬の処方率は年齢とともに高くなり、80〜84歳では人口当たり9.4%、85歳以上では人口当たり17%であった[42]。「17%」というのは、「85歳以上の認知症患者のうち17%」ではなく「85歳以上のすべて人々のうち17%」である。つまり85歳以上の方々の6人に1人は認知症治療薬を処方されている。無駄にもほどがあるだろう。おそらくは、前医で処方された認知症治療薬が半永久的にDo処方され続けられているケースもあるのではなかろうか。

　専門家の間でも、認知症治療薬の過剰処方の抑制について検討が始まっている。2019年3月、日本精神科病院協会は、認知症治療薬の使用方法に関するアルゴリズムを策定し、認知症治療薬の減量・中止の方法を示した。減量・中止に当たってはBPSD（行動・心理症状）の再燃が懸念されることも注意喚起している[43]。

　患者の家族が薬物療法の継続を希望することも少なくない。このアルゴリズムを用いれば、医師による家族への説明もしやすくなるだろう。

42　Okumura Y, Sakata N. Antidementia drug use in Japan: Bridging the research-to-practice gap. Int J Geriatr Psychiatry 2018; 33: 1286-1287.

43　公益社団法人日本精神科病院協会．重度認知症患者に対する抗認知症薬の適正使用（減量と中止のタイミングを考える）アルゴリズム（手順），平成30年度老人保健事業推進費等補助金「循環型の仕組みの構築にむけた円滑な退院・退所や在宅復帰支援の推進に関する調査研究事業」．

5－3．多すぎる病院

（1）病床数と平均在院日数

1）過剰な病床数

　表5-2 を見ると、日本の人口千人当たり総病床数が突出して多い。これについては少し補足説明が必要である。病院や病床の定義が国により異なる。

表5-2 人口当たり病床数と平均在院日数の5か国比較

	アメリカ	ドイツ	フランス	日本	イギリス	OECD平均
総病床数（人口千対）	2.8	8.0	6.0	13.1	2.5	4.7
平均在院日数	6.1	8.9	9.9	28.2	6.9	8.1

（出典）OECD Health Data 2019

　例えばアメリカでは、病院の病床は急性期の患者の治療を行うためのものである、という考え方が定着している。日本で言えば集中治療室の病床に近い。急性期を過ぎた患者の回復期の治療は、ナーシング・ホームやナーシング・ファシリティーと呼ばれる退院後の施設で実施される。そのため病院の病床数は少なく、病院自体の数も少ない。

　一方、日本の病院では、急性期を過ぎた後の回復期リハビリテーションも行っている。さらに回復期を過ぎて慢性期に至り、もはや医療ではなく介護の対象になっても、病院の病床で引き続きケアが行われることがある。ここに日本の医療の非効率性がかいま見える。

　日本の病院数が約8,500に対して、アメリカの病院数は約5,600である。日本の人口が1.2億、アメリカの人口が3.2億であるから、人口百万人当たりの病院数は日本が71、アメリカは18である。つまり日本はアメリカより約4倍も病院が多い。

日本は1961年に国民皆保険を実現し、それから約60年が経過した。

1960年代はまだ医師数も病院数も少なかった。個人経営の診療所が母体である小病院が全国に続々と新設され、病床数も増加していった。医療から介護まで1つの病院の中で完結する、というスタイルはその当時からのものである。

1980年代に至り、逆に病床数の過剰が問題視されるようになる。1985年に医療法が改正され、病床数規制が導入された。具体的には、日本全国を約300の医療圏に区分し、医療圏ごとに必要病床数を設定し、それを超過する病床の新設は認められないこととなった。

ところが法改正の公布から施行まで1年間にいわゆる「駆け込み増床」が殺到し、皮肉にも規制の予告がむしろ増床を一段加速させる要因となった。全国に150万床以上の病床ができあがり、その後はわずかな減少にとどまっている。過去に作られた過剰なインフラがいまだにほぼそのまま残っているのである。

2）在院日数を短縮すると医療費は減少する？

日本はOECD諸国の中でも平均在院日数が長い。これが医療の無駄とされ、平均在院日数を短縮することで医療費を削減できる、と論じられることがある。果たして本当に、国全体の平均在院日数を短縮すれば国民医療費は削減できるだろうか？

実際には、平均在院日数の短縮と病床数の減少がセットでなければ、医療費の削減にはつながらない。1985年から始められた病床規制は、病床をこれ以上増やさないという規制であって、病床数を減らすための規制ではない。

病床数はそのままで平均在院日数を短縮することはむしろ医療費の増加要因となる。その理由を説明しよう。

大病院はDPCに基づく包括支払い制度（DPC/PDPS）に参加していることが多い（2-2章参照）。DPC病院における急性期入院では、入院の初期に医療資源が多く投入され、1日当たり診療点数も入院の

初期に高めに設定されている。在院日数が延びるにつれて1日当たりの医療資源投入量は減る。1日当たり診療点数も段階的に下がる仕組みになっている（ 図5-1 ）。

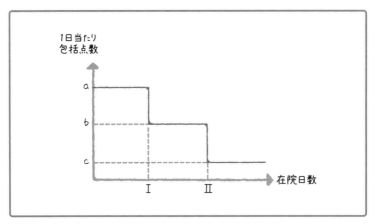

図5-1 DPC に基づく 1 日当たり包括点数

　平均在院日数を短縮するには、診療上も経営上も様々な努力が必要である。クリニカル・パスを導入し、正確な診断に基づいてより低侵襲の治療を行い、合併症の防止に努め、早期からリハビリテーションを行い、入院当初からの退院支援を行う必要がある。

　平均在院日数を短縮する際、入院の後半部分を削ることになる。患者の早期退院によって病床が空くと、病院はそれを埋めるために新規入院患者数を増やす。つまり平均在院日数を短縮させても病床稼働率を下げないように努めるため、結果的に総入院医療費は増えることになる（ 図5-2 ）。

　2006年に7:1看護基準が導入され、比較的高い入院基本料の条件に19日以内という平均在院日数の条件が設定された。そのためDPC病院はこぞって平均在院日数を短縮させ、患者の1日当たり入院単価を増やすとともに、空床を埋めるために新規入院患者数を増やし、稼働額を増やそうとした。

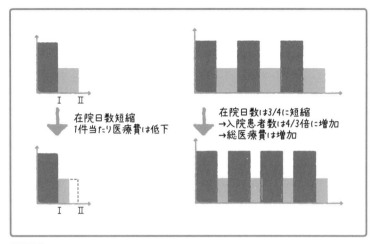

図5-2 DPC病院における空床回避行動

　平均在院日数の短縮によって空床が生じた後、それらを新規患者で埋められないと、病床稼働率が低下して病院の稼働額は減る。恒常的にそれが続く場合は、病床数を減らすダウンサイジングを行い、人員も削減することで収支を合わせることが合理的である。

　平均在院日数の短縮は、地域における医療提供体制全体の効率化を図るという目的でも推進されるべきである。平均在院日数の短縮が病床数の削減を誘導するならば、医療費削減につながる可能性がある。

　しかし実際には、ダウンサイジングを実行する病院は少なく、赤字を抱えながら病床数を死守しようとする公立・公的病院も少なくない。

3）療養病床の廃止

　療養病床は、介護療養型医療施設のベッドである。また、一般病床と療養病床を併設する病院をケアミックス病院という。療養病床は、医療と介護を併せて提供する長期療養型の病床として整備された。常勤医師は入居者100人に対して3人、常勤の看護職員・介護職

員はそれぞれ入居者6人に対して1人以上の配置が義務づけられた。

　厚生労働省は、療養病床を介護老人保健施設（老健）に転換する政策を進めてきた。2012年以降、介護療養型医療施設の新設は認可されなくなり、施設数も減少している。2017年に療養病床は全面廃止が決定された。それに合わせ、廃止後の受け皿として、老健より医療面を少し充実させた介護医療院が2018年に新設された。

（2）地域医療構想

1）規模の経済性

　複数の病院に人的・物的な医療資源が分散されているのは非効率であり、それらを集約化したほうがよい。経済学ではこれを**規模の経済性**という。

　急性期医療は、地域における医療ニーズを踏まえて集約化すべきである。病院が乱立している地域では、施設間で機能が重複している。大病院に集約すべき高度な医療技術が、中小病院にも分散されている。それによって個々の病院の症例数が分散され、技術の標準化や医療の均てん化が妨げられている。

　救急患者の「たらい回し」の問題は、規模の経済性の欠如によるものである。施設を集約化し、地域に住む患者はすべてそこに搬送すれば、そもそもたらい回しは起こりえない。

2）地域医療構想とは

　厚生労働省は2014年に医療法に基づく「病床機能報告制度」を導入した。各病院の自主的な機能分化と連携を促すことを目的に、各病院が病床の機能を自ら選択し都道府県に報告する制度である。

　従来の「一般病床」、「療養病床」を、「高度急性期機能」、「急性期機能」、「回復期機能」、「慢性期機能」に分類しなおし、病院が自ら病棟ごとに機能を選択した上で、それらを公表することとなった。

　報告内容は、病棟ごとの人員配置・設備、具体的な医療内容（手

術件数、救急医療の実施など）である。報告データは一般にも情報提供されている[44]。

　公表することによって、医療機関が地域の医療提供体制の現状について情報共有し、医療機関同士が相互に協議して、地域での医療機能の分化・連携を進めることが期待されている。

　各都道府県は、病床機能報告のデータを活用し、各都道府県の実情にあった医療提供体制を作る「地域医療構想」を立案することとされている。

　地域医療構想を実現に導く仕組みとして、①都道府県知事の権限強化、②地域医療構想調整会議の設置、が定められた。病院の医療機能の転換や病床削減要請などに関して、都道府県知事に一定の権限が付与された。地域医療構想調整会議では、都道府県が地元医師会、病院関係者、介護関係者、市町村などのステークホルダー間の協議の場を提供することとした。

3）進まない地域医療構想

　地域医療構想の実現に向けて、平成30年6月15日閣議決定の「経済財政運営と改革の基本方針2018」において、「公立・公的医療機関については、地域の医療需要等を踏まえつつ、地域の民間医療機関では担うことができない高度急性期・急性期医療や不採算部門、過疎地等の医療提供等に重点化するよう医療機能を見直し、これを達成するための再編・統合の議論を進める」とされた。

　しかし、各地域における地域医療構想の立案も、再編・統合の議論もほとんど進まなかった。進まない理由はいくつかあろう。

　一つは、病院の再編・統合には様々な困難を伴うことである。病院は、公立、公的、民間など様々な開設者がある。開設者が異なれば、国や地方から補助金を受けるルールも異なり、その根拠となる法律も異なる。公立病院と民間病院を統合して一病院にすることは

44　http://www.mhlw.go.jp/stf/seisakunitsuite/bunya/0000055891.html

なかなか難しい。

　病院を取り潰すことも難しい。病院は地域住民にとって一種の既得権益である。多くの自治体は財政難であり、自治体立病院も多くは経営難である。しかし市立病院の閉鎖を市長が言い出すと、地域住民の病院存続運動が起こる。市長はリコールの憂き目を見かねない。

　もう一つは、地域医療構想の実現に当たり、都道府県に多くの役割を期待しすぎている点である。しかしそれは、都道府県にとっては荷が重いようだ。知事の権限強化を行っても、知事がそれを行使するとは限らない。知事はいつも住民エゴの矢面に立っている。住民の反発を招けば、次の選挙で負けて失職する。

4）424病院リストの公表

　令和元年6月21日閣議決定の「経済財政運営と改革の基本方針2019」においては、「地域医療構想の実現に向け、全ての公立・公的医療機関等に係る具体的対応方針について、診療実績データの分析を行う」とされた。

　これを踏まえ、厚生労働省の「地域医療構想に関するワーキンググループ」が、公立・公的医療機関等の高度急性期・急性期機能に着目した診療実績データの分析を行い、2019年9月末に結果を公表した。

　具体的には、がんや心疾患などの高度医療について「診療実績が特に少ない」、または「近くに類似した機能の病院がある」ことを基準に分析し、「再編統合について特に必要」な自治体病院・日赤病院など424の病院名を公表した。公立・公的病院の約29％に相当する。

　予告なしの公表である。各地域での地域医療構想調整会議の議論がなかなか進まない中、議論を活発化するための資料の一つに利用してもらう、というのが厚生労働省の見解である。とはいえ事実上、当該病院の再編・統合や縮小の意思決定を迫る内容である。

　名指しされた病院の地元自治体からの反発の声は当然強い。病院

名が公表され、病院のスタッフや地元住民にも不安が広がったことだろう。

さて、この厚生労働省のやり方に対しては批判もあった。批判の内容には大まかに2種類ある。

一つはデータ分析手法に対する批判。診療実績を根拠に全国一律で線引きしているから、地方病院が不利になって都市部の病院が選外となってしまったのは不公平である、との意見である。この批判は当たらないだろう。個別の医療機関の診療実績は医療需要を反映している。需要が少なければ供給を減らすべきであって、需給ギャップを解消すべく戦略的ダウンサイジングなどを行うことが最も健全な方策である。

批判のもう一つは、自治体病院は民間病院が行っていない不採算医療を行っているから、再編・統合は難しいという意見。もう何十年も前から語られている理由である。しかし、「不採算医療」と「不採算でない医療」との区分がいつも曖昧である。不採算医療といわれる小児・周産期・救急医療を行っている民間病院も数多くある。

批判の一方で、今回の厚生労働省の発表を支持する向きもある。ひょっとすると病院経営者の中には、今回の公表にある程度納得している方もいるのではないか？　地域に複数の病院が近接している場合、このまま放置すれば共倒れになりかねないことを、当該病院の経営者たちが一番よく自覚しているのではないか？　既に関係者の間では、このままではまずい、と囁かれていたに違いない。しかし誰もあからさまに公言するわけにもいかない。厚生労働省の発表が、ある意味でパンドラの箱を開けた形である。

もちろん公表したからといって、何か強制力が働くわけではない。とは言え、今回の公表が現場での議論を喚起し、住民の意識を変えるきっかけになることも期待される。

5）自治体病院の経営

　自治体病院の約9割は、経営改善の努力にもかかわらず赤字続きであり、その総額は年間8,000億円ともいわれる。自治体病院は、地元自治体から一般会計繰り入れによって赤字を補填してもらえる。民間病院に比べれば恵まれた状況にある。にもかかわらず、診療報酬点数は病院の開設主体にかかわらず全国一律である。民間病院の立場から見れば、不公平といえば不公平である。

　自治体病院への赤字補填は、ある意味で住民の箱モノ信仰に対する迎合という側面もある。しかし、景気は低迷し、税収は落ち込み、自治体による赤字補填も次第に困難になっている。

　自治体病院の経営難は、経営者や病院スタッフの怠慢が原因ではない。いまどきどこの自治体病院も、経営改善に必死である。医療法により病院長は医師でなければならないと定められている。医師は経営のプロではないから彼らに任せると放漫経営に陥る、などという話はもはや昔のことである。

　自称「経営のプロ」である経営コンサルタントの類の手腕など、たかが知れている。彼らが語る病院経営改善の手法など、ほとんどの自治体病院が既に行っていることである。人口減少によって、今後の増収がほとんど見込めない中、いかに経営改善に奔走しても、赤字から脱出する有効な方策は残されていない。そんな策があれば既に実行されているはずだ。

6）箱モノ信仰からの脱却

　病院存続にこだわる自治体は、地域医療を維持するために、病院という大きな箱モノを抱える必要が本当にあるのかどうか、再考すべき時期に達しているのではないか？　地方にあっては、病院中心医療に代わって、診療所をベースにした外来診療、訪問診療・在宅ケア、遠隔医療、いざというときのための近隣病院への救急搬送体制の組み合わせも選択肢となりうる。

　病院がなくても市民の健康を適切に維持できることは、夕張市の

ケースが端的に示している。夕張市は2007年に財政破綻し、171床の市立病院は閉鎖され、代わりに19床の有床診療所が新設された。市内から救急要請しても隣接市の病院まで救急車で1時間以上かかる。市内にCT・MRIは1台もない。

しかし、診療所の医師による外来診療に加え、訪問診療・在宅ケアが利用可能となった。夕張市の死亡率は病院消滅前後で変化はなかった。病院がなくなったので当然に患者の病院死はなくなり、介護施設や在宅での看取りが当たり前になった。ほとんどの入院診療は、外来診療と在宅ケアによって代替可能であることの証左である。病院がなくなっても、人々は幸せに暮らしているという[45]。

7) 戦略的ダウンサイジング

事ここに至っては、経済成長期に建てた過剰なインフラを、自治体そのものが財政破綻するまで抱え続けるよりは、戦略的ダウンサイジングという構造改革を実行に移すべきである。職員の雇用に関わる課題、債務や借入金など財務上の課題は山積しており、統合・縮小が一筋縄でいかないことは理解できるものの、それらを理由に現状維持することに正当性は見出しがたい。

統合・縮小などの戦略的ダウンサイジングを行う病院に対して、国が財政支援をすべきかどうかは、意見が分かれるところである。広く国民負担とするのではなく、地元住民の負担とすべき、という考え方は筋が通っているかもしれない。さりとて、自治体の動きを活発化させるために、国がいくらかの財政支援を行うことも必要ではないか。

国は消費税を財源とする「地域医療介護総合確保基金」を用意し、都道府県に財政支援を行っている。基金の対象事業は、①地域医療構想の達成に向けた医療機関の施設または設備の整備に関する事

45　森田洋之. 破綻からの奇蹟〜いま夕張市民から学ぶこと〜. 南日本ヘルスリサーチラボ. 2015.

業、②居宅などにおける医療の提供に関する事業、③介護施設など
の整備に関する事業（地域密着型サービスなど）、④医療従事者の確
保に関する事業、⑤介護従事者の確保に関する事業、の5分野であ
る。国が3分の2、都道府県が3分の1を負担する。2019年度予算では、
地域医療介護総合確保基金の医療分として1,034億円、介護分として
824億円が計上された。

　地域医療介護総合確保基金とは別に、2020年度に限った措置とし
て84億円を計上し、病床のダウンサイジングを行う医療機関に対し
補助金を拠出することも決められた。

⑥ 医療技術の効果と費用

　医療従事者は、目の前の患者を救いたい一心で、様々な医療行為を施す。効果に関するエビデンスがなく、リスクは確実に存在する治療でも、さほど躊躇なくやってしまうことがある。「やれることはすべてやった」という達成感が欲しいのだ。

　しかし、もうそろそろそのような医療はやめるべきだ。エビデンスに基づく医療（evidence-based medicine, EBM）をさらに浸透させねばならない。治療を選択するには十分な理由が必要であり、不必要な治療は避けるべきだ。

　もう一つ、これからの医療には、資源配分の効率性という視点が不可欠である。高額であっても、それに見合う高い効果があれば、その医療技術は使われるべきである。一方、従来の安価な医療技術に比べて非常に高額であるにもかかわらず、効果はほんの少ししか上回らない医療技術は、選択されるべきではない。つまり医療技術の評価には、効果と費用という両軸が必要である。

6−1．エビデンスに基づく医療

（1）EBMに対する誤解

　EBMとは、個々の患者の診療やケアに関わる意思決定に際し、最新かつ最良のエビデンスを把握したうえで、個々の患者に固有の臨床的状況や価値観にも配慮した医療である。

　EBMには様々な誤解がある。第一に、「EBMとはエビデンスを患者に当てはめること」という誤解。この種の誤解は近年かなり減っ

てきている印象である。

　第二に、「エビデンスのない治療はやってはならない」という誤解。「推奨されない」と「やってはならない」は意味が異なる。

　第三に、「ランダム化比較試験（RCT）が最強のエビデンスである」という誤解。研究デザインに基づくエビデンスのヒエラルキーなど時代遅れである。これについては拙書『超入門！　スラスラわかるリアルワールドデータで臨床研究』（金芳堂，2019）を参照されたい。

　EBMの意思決定に影響する要因には、「エビデンス」、「価値観」、「資源」の3つがある。効果に関する**エビデンス**に基づきつつ、リスクとベネフィットを比較考量するに当たって、患者の**価値観**に対する配慮も要求される。**資源**とは、ある医療を患者に適用するに当たって、それに割かれる費用・時間・労力を指すものである。資源が効率的といえるかどうかの検討も必要である。

　エビデンスのない治療、ガイドラインで推奨されない治療を、やってはならないわけではない。しかし、それを行うならば、当該患者にとってその治療が有害無益になる可能性と資源の浪費を勘案してもなお、あえてそれを行うことを正当化できるに足る理由が必要である。単に「患者が望むから」という理由のみに依拠するのは、EBMとは言えないだろう。「他に手段がない」ことが、その治療を選択する積極的な理由にはなりえない。手段がなければ、「何もしない」ことが最善の選択肢かもしれないからだ。「副作用が少ない」ことも、その治療を選択する理由にはなりえない。無害であることは、無益な治療を行うことの言い訳にはならない。

　「やれることはすべてやった」という達成感を満たすことが、本当に患者のためになっているか、再考すべきである。患者の利益につながることはまれであり、むしろ不利益につながることもあるのではないか。

　効果がない医療技術は、医療経済の議論を持ち出すまでもなく、そもそも利用すべきではない。また、わずかな効果に関するエビデ

ンスがあり、患者もそれを受けたいと願う治療であっても、高額である場合、それを使用する社会的な合理性があるかどうか、費用対効果評価も踏まえて慎重な検討が必要である。

（2）エビデンスがない医薬品

1）消えた「脳循環代謝改善薬」

　全く効果がない医療技術は、1円たりとも支払う価値はないし、そもそも利用すべきではない。

　1990年代、「脳循環代謝改善薬」なる薬が日本でのみ承認された。各社の商品名はアバン、カラン、セレポート、ホパテ、エレンなどである。「高齢者の脳機能を改善させる」と謳われたこれらの薬は、効果に対する疑問の声が上がっていたにもかかわらず、売れに売れて1兆円を超える売上高となった。

　これに当時の大蔵省（現財務省）が目をつけ、厚生省（現厚生労働省）に再審査を要請したのである。再審査の結果、これらの薬には有効性が認められず、厚生省は承認を取り消した。その後に発売中止となり、医療の現場から消えてなくなった。

2）エビデンスがない医薬品の再検証

　日本にEBMの概念が普及しはじめたのは2000年以降である。それより以前は、医薬品・医療機器の承認の基準も今ほど厳しくなかった。

　実際、2000年より以前に製造・承認された医薬品・医療機器のうち、効果に関するエビデンスがほとんどないものも少なくない。とはいえ、保険収載されているため現在でも日常臨床でよく使われている。今さら研究者主導臨床試験で再検証しようにも、そのための多額の費用を当の製薬企業や医療機器メーカーが提供することはまれである。結局、エビデンス不明のまま、数十年も惰性で使用されている医薬品・医療機器が少なくない。

保険収載されている医薬品・医療機器や医療技術であっても、効果に関するエビデンスがあるかないか、あるとしてもどの程度か、個々の医師がガイドライン等を参照して情報収集すべきである。日本の各学会からの診療ガイドラインだけでなく、コクラン・ライブラリーなどのデータベースも活用できる。

　臨床研究者は、入手できる患者集団のデータを用いて、保険収載されている医薬品・医療機器や医療技術の効果を再検証する研究を進める必要がある。近年、リアルワールドデータが利用可能となり、医薬品・医療機器や医療技術の効果や費用の検討が一部可能となっている。

　筆者らが行ったリアルワールドデータを用いた分析では、既に保険収載されている医薬品について、統計学的に有意な効果が示されたものもあれば、示されなかったものもある。急性膵炎に対するメシル酸ガベキサート[46]、敗血症・DICに対するトロンボモジュリン[47]および免疫グロブリン[48]、脳梗塞に対するアルガトロバン[49]およびオザグレル[50]などについては、いずれもネガティブ・スタディであった。もちろん、1本の論文のみで効果の有無に関する結論が得られるわけではなく、今後さらなるエビデンスの蓄積が必要である。

　エビデンスの蓄積はガイドラインの改訂を促し、臨床現場のプラクティスにも変化をもたらすだろう。

46　Yasunaga H, et al. Effect and cost of treatment for acute pancreatitis with or without gabexate mesylate: A propensity score analysis using a nationwide administrative database. Pancreas 2013; 42: 260-264.
47　Tagami T, et al. Recombinant human soluble thrombomodulin and mortality in severe pneumonia patients with sepsis-associated disseminated intravascular coagulation: an observational nationwide study. J Thrombosis Haemost 2015; 13: 31-40.
48　Tagami T,et al. Intravenous Immunoglobulin and Mortality in Pneumonia Patients with Septic Shock: An Observational Nationwide Study. Clin Infect Dis 2015; 61: 385-392.
49　Wada T, et al. Outcomes of argatroban treatment in patients with atherothrombotic stroke: Observational nationwide study in Japan. Stroke 2016; 47: 471-476.
50　Wada T, et al. Ozagrel for patients with noncardioembolic ischemic stroke: a propensity score matched analysis. J Stroke Cerebrovasc Dis 2016; 25: 2828-2837.

6−2. 医療技術の費用効果分析

（1）費用効果分析とは

1）増分費用効果比

　費用効果分析とは、医療技術の効果だけでなく費用も考慮して、費用に見合った効果があるかどうかを検討する分析手法である。

　費用対効果が議論となる医療技術は、少なくとも何がしかの効果に関するエビデンスがあるものに限られる。くどいようだが、効果がない医療技術には1円も支払う価値はない。つまりそのような医療技術は、費用効果分析の俎上にすら載らない。

　従来の治療Aと新規治療Bを比較する場合、AとBの効果E_AとE_Bに加えて、AとBにかかる費用C_AとC_Bも計測する。

　治療Aから治療Bに切り替えた場合の効果の増分 ΔE、費用の増分を ΔC とする。

$$\Delta E = E_B - E_A、\quad \Delta C = C_B - C_A$$

治療Bの治療Aに対する**増分費用効果比（incremental cost-effectiveness ratio, ICER）**は以下の式で求められる。

$$ICER = \Delta C / \Delta E = (C_B - C_A) / (E_B - E_A)$$

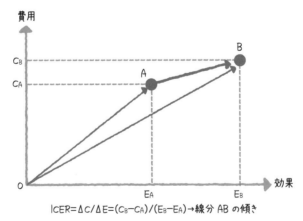

$ICER = \Delta C / \Delta E = (C_B - C_A) / (E_B - E_A)$ →線分 AB の傾き

医療技術の効果には、疾病の予防や治癒、生存年の延長、生活・生命の質（quality of life, QOL）の改善などが含まれる。

費用効果分析における効果の指標には、生存年にQOLを組み合わせた**質調整生存年（Quality Adjusted Life Years, QALYs）**がよく用いられる。

QALYsの計算に用いられるQOL値とは、死亡を0、完全な健康を1とし、個々の患者のQOLを0から1の範囲に換算した数値である。QOL値はEQ-5Dといわれる質問票などを用いて算出できる。EQ-5Dは、「移動の程度」、「身の回りの管理」、「普段の活動」、「痛みや不快感」、「不安やふさぎ込み」という5項目について問う質問票である。これらについて「全く問題ない」、「いくらか問題あり」、「全くできない」の3水準で評価する場合をEQ-5D-3Lという。

QALYsは生存年数にQOL値を乗じて算出される。例えば、生存年数が同じ10年であっても、完全に健康な状態での10年と、不健康な状態での10年では、同じ価値とは言えない。QOL値0.8の不健康な状態で10年生存した場合、0.8×10＝8QALYsとなる。一方、完全に健康な状態で10年生存した場合、1×10＝10QALYsとなる。

すなわち、QOLが低下している状態のQALYsは、完全に健康な場合のQALYsから、QOLの程度に応じて割り引いた値となる。

ICERは、効果を1QALY分増加させるために追加的にかかる費用である。費用対効果に優れているとみなされるICERの閾値は慣習的に、イギリスでは2〜3万ポンド/QALY、アメリカでは5〜10万ドル/QALY、日本では500〜600万円/QALYとされている。ICERがこれらの値を下回る場合は費用対効果に優れる、上回る場合は費用対効果に劣る、と表現される。

2）費用効果分析の例

高齢糖尿病患者における血糖管理の費用対効果を検討した研究を紹介しよう[51]。糖尿病の標準治療に関するガイドラインでは、高齢糖尿病患者の血糖管理の目標は、患者の合併症と平均余命を考慮す

ることを推奨している。この研究では、糖尿病の合併症の有無や平均余命による、血糖管理の費用対効果の違いを分析した。

アメリカのNational Health and Nutrition Examination Survey（NHANES）のデータ（2011〜2016年）を使用したシミュレーションモデルにより、厳格コントロール群（HbA1c＜7.5％）と中程度コントロール群（HbA1c＜8.5％）について、一生涯の質調整生存年（QALY）と費用を推計し、ICERを算出した。ICERの閾値は5万ドル/QALYに設定された。

中程度コントロール群と比較した厳格コントロール群のICERは、合併症がない集団では1万7,000ドル/QALY、微小血管合併症のみの集団では1万9,621ドル/QALYとなり、どちらも費用対効果に優れていた。しかし一つ以上の大血管合併症を有する集団ではICERが8万2,413ドル/QALY以上となり、厳格コントロール群は費用対効果に劣っていた。また平均寿命が7年未満の場合、厳格コントロール群は費用対効果に劣っていた。

本研究結果から、高齢糖尿病患者の血糖管理において、合併症のあるケースや平均余命が短いケースでは、厳格コントロールは費用対効果に劣るため推奨されないことが示唆された。

（2）費用効果分析の政策応用

日本では、新規に承認された医薬品は、原則として60日から90日以内に薬価収載され、保険給付が開始される。承認された薬はほとんどすべて薬価収載される。実を言うと、そのような国は珍しい。

イギリスやフランスなど多くの国では、医薬品の承認の後に費用効果分析が実施され、公的な給付の可否や価格調整の判断が行われる。イギリスでは、承認された医薬品のうち、一部しか公的に給付

51　Shao H, et al. Influence of diabetes complications on HbA1c treatment goals among older U.S. adults: A cost-effectiveness analysis. Diabetes Care 2019; 42: 2136-2142.

されない。

　イギリスではNICE（National Institute for Health and Care Excelence）という組織が費用対効果評価を担っている。費用対効果に優れているとみなされるICERの閾値を2〜3万ポンド/QALYとしているものの、これを杓子定規に適用しているわけではなく、疾患の重篤度、他の治療の有無や財政へのインパクトを考慮して柔軟に運用している。例えば、進行がん患者に対する抗がん剤については、余命2年未満で介入による延命が3か月以上の場合、ICERの閾値は高く設定される。つまり、公的給付を可とする判断は少し甘めになる。

　日本では2012年に中医協の費用対効果評価専門部会が設置され、医薬品の費用効果分析の実施と、その結果の薬価制度への反映について検討が始められた。2016年に試行的に費用対効果評価が開始され、さらに2019年4月から本格導入されることとなった。

　日本では、費用対効果評価の結果は保険償還の可否の判断には用いられないこととなり、価格調整にのみ用いられると決められた。また、稀少な疾患（難病など）のみに用いられる医薬品や、小児のみに用いられる医薬品は、費用対効果評価制度から除外される。ICERが500万円/QALY未満の場合、価格の引き下げは行われない。ICERが500万円/QALY以上の場合、ICERが大きいほど引き下げ幅も大きくなる。

　日本の費用対効果評価は始まったばかりであり、今後の普及が待たれる。現在のところ、多くの診療ガイドラインは費用対効果について言及すらないか、わずかな言及にとどまる。これも今後変わっていくことが期待される。

（3）費用効果分析に対する批判

　日本での専門部会設置当初は、費用効果分析を導入することに対する内外野からの批判的な意見もあった。批判の内容には大まかに

2通りある。

　1つ目の批判は、医療に経済観念を導入すべきでない、というお決まりの批判であり、全く以て失当である。日本では、効果に関するエビデンスの基準もゆるめに、費用は度外視して、多くの医療技術を保険償還するということを続けてきた。それが結果的に医療制度の持続可能性を危機にさらしている。もはや逃げ道はない。

　2つ目は、費用効果分析の方法論に関する無理解からくる批判である。特に、費用効果分析に用いるQOL値の算出方法について疑問が上がった。臨床家にはなじみのないEQ-5Dの質問項目に対する疑問、QALYsという概念自体への違和感など、ほとんどは的を射ない批判である。既に国際的に標準化され、妥当性・信頼性も検証済みであり、多くの国々で受け入れられている測定法である。

　費用効果分析の目的は、個々の医療サービスについて費用に見合う効果があるかどうかを分析することである。高額にもかかわらず、それに見合う効果がない医療サービスの提供は控えるべきである。予算制約の中、同じ費用を別の医療サービスに投入したほうが、国民全体の健康や満足度の向上につながるからだ。

　市販後の薬剤であってもその効果を再評価し、効果に見合う薬価をつけることを、今後さらに広範囲に検討すべきであろう。効果の高い薬は高価格、効果の低い薬は低価格をつける。薬の価格を、需要と供給ではなく、価値に基づいて評価する。当たり前のことを当たり前に実行する努力が肝要である。

6−3. 高額医薬品の問題

　医療の財源には限りがあり、有効な医療サービスであっても無尽蔵に使用していいわけではない。医療サービスの有効性・安全性のみならず、効率性も考慮しなければならない。効率性には、①費用対効果、②財政へのインパクトという二つの指標がある。

　費用対効果とは、前項で示した通り、費用に見合う効果があるか

どうかという物差しである。財政へのインパクトとは、当該医療技術が普及した場合の総額の医療費で測られる。

　本項では、いくつかの高額医薬品を例にとって、費用対効果と財政へのインパクトについて説明しよう。

（1）オプジーボ騒動

　免疫チェックポイント阻害薬の一つであるニボルマブ（商品名オプジーボ）は、2014年に「根治切除不能な悪性黒色腫」に対する治療薬として承認された（2-3章参照）。オプジーボの薬価は原価計算方式によって算定された。当初、患者数500人ぐらいで採算が取れることを想定して、1瓶73万円の薬価がつけられた。継続的な投与が必要であり、患者1人当たり1年間で総額約3,500万円に達する。高額療養費制度を利用すれば、患者の自己負担は最大でも年間約123万円であり、残りはすべて公的負担となる。

　ところが、2015年12月に「切除不能な進行・再発の非小細胞肺がん」へ適応が拡大され、対象患者数は一気に増加した（その後さらに腎がんや悪性リンパ腫や頭頸部がんにも適応が広げられている）。

　費用対効果という面で見れば、果たしてこの薬に年間3,500万円に見合う効果があるのか？　肺がん患者に対する奏効率は約20％と高くない。しかし一部の患者には効果が長期に持続する。どの患者に効果があるのか、事前に予測することはできない。この治療に期待をかけるがん患者は多い。医師は「患者の希望」という価値観を「国民負担」という資源の問題より常に優先しがちである。

　年間3,500万円という数字は、医療界を超えて一般にも耳目を集め、米騒動ならぬ「オプジーボ騒動」に発展した。著名な経済学者である伊藤元重・東京大学名誉教授もこの問題に言及した[52]。伊藤

52　伊藤元重. ［地球を読む］薬価制度改革　国の財政圧迫　厳しく検証. 読売新聞 2016 年 12 月 4 日）

氏は、医薬品の適応が拡大して使用する患者数が増加したならば、それに見合って薬価は下げるべきと主張した。全くその通りである。

　当初、厚生労働省はオプジーボの薬価を抑えるために、「市場拡大再算定」というルールを適用しようとした。オプジーボの製造販売元の企業は年間売上高を1,260億円と予想していた。年間売上高が1,000億円から1,500億円、かつ当初予想の1.5倍以上の場合、市場拡大再算定のルール上、薬価は25%引き下げとなるはずであった。

　ところが2016年10月の経済財政諮問会議において、オプジーボが槍玉にあがり、「50%以上引き下げるべき」との意見が出され、それがメディアによって報道された。「50%以上」の数字の根拠は不明であるものの、オプジーボの薬価がアメリカで約30万円、イギリスでは約14万円に既に引き下げられていたことが背景にあるとみられる。

　国民の理解が得られない、と判断した官邸が動き、厚生労働省がそれに促される形で、2016年11月、オプジーボの薬価を50%緊急引き下げし、1瓶約36.5万円とした。

　この「超法規的措置」は、製薬業界全体に冷水を浴びせた。ある外資系製薬企業の関係者は、こういうことをされては薬価を予見できなくなるから、日本での事業化はリスクが大きいと判断せざるを得ない、などと不満を口にした。海外の新薬が日本では販売されなくなるケースが今後発生する懸念もなくはない。

　とは言え、使用患者数が増加すれば薬価は引き下げられて当然である。オプジーボの薬価については、最初はやや性急な引き下げではあったものの、その後はルールに従って順当に引き下げられ、2018年4月の薬価改定時に約27.8万円、2018年11月の再算定で約17.4万円となった。

（2）高額薬価の記録更新中

　白血病のCAR-T細胞療法薬チサゲンレクルユーセル（商品名キム

リア）は、難治性の血液悪性腫瘍に対して、たった1回の投与で高い有効性が認められている。開発費が超高額であるため、日本での最初の薬価は1回投与当たり約3,349万円と算定され、当時の史上最高薬価を記録した。しかし対象患者が若年や難治性などに限定されており、想定患者数は年間200人余りに過ぎない。そのため財政へのインパクトはそれほど大きくない。

　乳幼児の脊髄性筋萎縮症（SMA）は、人工呼吸器がなければ2歳以上は生きられない難病である。SMAに対する遺伝子治療薬ゾルゲンスマに対して、アメリカで最初につけられた薬価が212万5,000ドル（約2億3,000万円）であった。恐ろしく高額であるものの、既存薬と比較した費用対効果はむしろ優れているようである。既存のSMA治療薬ヌシネルセンを1年間使用すると約41万ドルかかる。ゾルゲンスマ1回の費用は、ヌシネルセン5年分の費用と同等である。しかしゾルゲンスマはたった1回の治療で済む。SMA治療にかかる総医療費はヌシネルセンに比べてむしろ削減される可能性がある。SMAは希少な難病であり、患者数はごく限られており、財政へのインパクトもそれほど大きくないとみられる。なお、日本では2020年に約1億6,700万円で薬価収載された。

6－4．予防医療と医療費

（1）「予防で医療費削減」のウソ

　はじめに、病気の予防は絶対的に重要である。糖尿病を早期に発見し、その後も通院で糖尿病管理を行えば、合併症の進行を遅らせることができるだろう。外来初診時に既に透析が必要な状態にまで腎機能が悪化している患者は珍しくない。医師はそういった患者を診るにつけ、予防の重要さを痛感せずにはいられないだろう。

　予防医療によって疾病の罹患や進行を抑えたり、早期発見・早期治療につなげることは、個人レベルでも国家レベルでも優先度が高い。

ところで、予防医療を推進することが、結果的に医療費の抑制につながると考えられがちである。政府は、医療費抑制の手段の一つとして、予防医療の推進をたびたび掲げてきた。しかし、「予防で医療費が削減できる」という考え方はほぼ誤りである。

　多くの予防医療は、短期的な医療費を少々削減できたとしても、長期的に見ると医療費の削減にはつながらないし、むしろ医療費を増大させることもある。そのことは、これまでの医療経済学の多くの研究で実証されており、医療経済学の専門家の中では共通認識である。

　アメリカでは2008年の大統領選挙で、候補者たちが「予防で医療費削減」を公約に掲げた。そうした政治的な動きを批判すべく、アメリカの著名な医療経済学者たちが共同執筆した論説が『New England Journal of Medicine』に掲載された。予防の多くは医療費を削減できず、むしろ医療費を上昇させる、という内容である[53]。

　慢性疾患の予防対策は重要な投資である。しかし、それによるコスト削減を当てにはできない。こうした考え方は、アメリカでは2000年代の終わりには既に、少なくとも専門家の間ではコンセンサスを得られていた[54]。

（2）予防で医療費を減らせない根拠

　禁煙対策、がん検診、メタボ健診などの慢性疾患予防対策は、長期的にはむしろ医療費を増加させる。なぜこれら予防対策が医療費を削減できないか？　理由は簡単だ。予防対策は、慢性疾患にかかるタイミングを先送りしているだけである。

53　Cohen JT, Neumann PJ, Weinstein MC. Does preventive care save money? Health economics and the presidential candidates. N Engl J Med 2008; 358: 661-663.

54　Russell LB. Preventing chronic disease: An important investment, but don't count on cost savings. Health Affairs 2009; 28: 42-45.

多くの人がいずれ、がん・心臓病・脳卒中などの慢性疾患にかかり、いずれ死亡する。死ぬ間際の数年間に確実に医療費はかかる。つまり予防対策は医療費がかかるタイミングを先送りしているだけであって、生涯にかかる医療費の総額を削減できない。

1）禁煙対策は医療費を増大させる

言うまでもなく、禁煙対策や受動喫煙防止対策は絶対に必要であり、強力に推進すべきである。受動喫煙は、マナーの問題という次元の話ではなく、健康被害の問題である。経済学的には典型的な外部不経済の問題であり、政府による厳格な介入が正当化される。

一方で、生涯にかかる医療費の総額は、喫煙者よりも非喫煙者のほうが高くなる。そんなことは20年以上前にわかっている。1997年に『New England Journal of Medicine』に掲載された論文にも書かれてある[55]。理由は簡単だ。喫煙者は早死にする。死亡すればそれ以降は医療費がかからなくなる。非喫煙者は長生きして、生涯医療費は増大する[56]。

何度でも言うが、禁煙対策は絶対に推進すべきだ。医療費がかかるから禁煙対策は推奨されない、などという本末転倒の議論はありえない。

2）がん検診は医療費を増大させる

がん検診には、死亡率減少効果に関するエビデンスがあるものと、ないものがある。大腸がん検診や乳がん検診などは前者、PETがん検診などは後者である。

エビデンスのない医療技術は、費用効果分析の俎上にも載らない。費用効果分析は、単純化していうと、分子が費用、分母が効果であ

---

55 Barendregt JJ, et al. The health care costs of smoking. N Engl J Med 1997; 337: 1052-1057.
56 Yang W, et al. Simulation of quitting smoking in the military shows higher lifetime medical spending more than offset by productivity gains. Health Affairs 2012; 31: 2717-2726.

る。費用が安かろうが高かろうが、効果がゼロならば、費用／効果は無限大である。

前立腺がん検診は、財政へのインパクトという点で見れば、前立腺がんにかかる医療費をほぼ倍増させる。その最大の原因は、過剰診断・過剰治療による余剰費用である[57]。

2014年に報告された前立腺がん検診の費用効果分析の結果では、55〜59歳で検診間隔が2年のグループではICERが7.3万ドル/QALYと算出された。費用対効果に優れるか劣るかの閾値の上限値は、アメリカでは10万ドル/QALYとされている。7.3万ドルはこれを下回っているから、費用対効果に優れるとかろうじて判定される。しかし65歳以降では、過剰診断によるQALYの減少により、費用対効果が劣るという結果であった[58]。

3）メタボ健診は医療費を増大させる

メタボ健診における特定保健指導を受けたグループは、受けなかったグループに比べて、翌年の健診でメタボが改善している割合が高く、短期の医療費を削減する可能性も示された[59]。しかし、あくまで短期的に医療費を少々削減できるということであって、長期的な医療費削減効果は望めないだろう。メタボ健診によって血管病にかかるタイミングを先送りできたとしても、生涯医療費の抑制にはつながらない。

2006年に厚生労働省は、メタボ健診によって2025年には約2兆円の医療費を削減するという目標を掲げた。元財務官僚で現・山形大学教授の村上正泰氏が自著の中で当時の状況について赤裸々に吐露されている[60]。

57　Heijnsdijk EA, et al. Overdetection, overtreatment and costs in prostate-specific antigen screening for prostate cancer. Brit J Cancer 2009; 101: 1833-1838.
58　Heijnsdijk EA, Et al. Cost-effectiveness of prostate cancer screening: a simulation study based on ERSPC data. J Natl Cancer Inst. 2014; 107: 366.
59　厚生労働省「特定健診・保健指導の医療費適正化効果等の検証のためのワーキンググループー最終取りまとめ」報告書2015.
60　村上正泰. 医療崩壊の真犯人. PHP研究所, 2009.

「根拠のない数値目標を設定する意味など全くありはしない。私は当時、厚生労働省においてこの数値目標の設定を担当していたが、"なんらかの指標が必要"という小泉総理の言葉を受けて、仕方なく"えいやっ"と設定しただけの代物なのだ」。

村上氏の告白には、心から敬意を表す。パフォーマンスを優先する政治家が行政を歪めるという悪弊は、昔も今も変わらないようだ。

（3）日本における議論の整理

筆者は、上記の「予防は医療費を削減しない」という話を、2017年1月の日本経済新聞のコラムに初めて書いた。一般の方々が興味を示すかどうか、あまり自信はなかったのだが、予想外に反響は大きかった。新聞各社や雑誌などのメディアから取材や執筆依頼が相次いだ。記者たちは口々に「そんな話は初耳」と語った。

財務省が話を聞きたいといってきた。財務省の官僚は、これまでの厚生労働省の話と違う、といった様子。

ある健康保険組合の団体からも講演依頼が来た。健保組合にしてみれば、自分たちはこれまで厚生労働省の指示通りにメタボ健診を実施してきたし、「予防で医療費削減」をスローガンにやってきた。それを否定するようなコラムの内容に、いささか困惑しているといった様子。完全アウェーの敵地に乗り込む心境で講演に赴いた。「予防医療は重要である」という前置きを強調し、「予防に取り組む現場の保健師、医師などの医療従事者の仕事は尊い」と力説し、納得してもらった。

厚生労働省が「賛否両論あるので、いろいろな学者を集めて議論する場を開きたい」と言ってきた。とっくに結論が出ているテーマについて議論しても仕方がないとも思ったが、議論の場には出席することにした。

議論の結果は、「『健康寿命の延伸の効果に係る研究班』議論の整理」という文書にまとめられ、厚生労働省のホームページに公開さ

れている[61]。その中で、「医療費については、短期的な費用増加抑制の可能性が指摘される一方で、生涯の医療費については、健康寿命が延びた場合には寿命も延び疾病にかかるタイミングを先送りしているとの考え方から、あまり変わらない又は増加する可能性が高いとする考え方と、仮に寿命の延びを上回る健康寿命の延びが実現された場合には、生涯医療費も抑制され得る、との考え方が示された」と書かれてある。

　つまり両論併記である。「予防で医療費削減」を言い続けてきた厚生労働省が、「（生涯医療費は）あまり変わらない又は増加する可能性」についても言及するようになった。大いなる進歩である。

61　https://www.mhlw.go.jp/content/10904750/000495324.pdf

❼ 医師不足問題

7−1．医師数に関連する諸問題

（1）患者数と医師数

　医療システムの種々の問題は、経済学的に言えば資源配分の歪みの問題である。「医師不足」問題も医師という労働資源の配分の歪みの問題であり、医師の需要と供給のミスマッチ問題ともいえる。

　多くの向上心ある臨床医は、医療技術の進歩に沿って新しい技術の実践を試みる。医療全体としてそうした傾向がみられる。従来は治療の対象とならなかった患者にも有効な治療を施すことができるようになれば、医療の需要が増加するため、供給者である医師の数をさらに増やさなければならない。

　表7-1 において、1996年と2014年を比較した場合、開業医数も増

表7-1 医師数、患者数、および治療件数の動向

	1996 年	2014 年
開業医数（人）	82,098	101,884
勤務医数（人）	148,199	194,961
診療所の1か月当たり外来患者総数（千人）	72,667	95,692
病院の1か月当たり外来患者総数（千人）	35,333	32,732
病院の1日平均退院患者数（人）	32,314	42,222
全身麻酔手術（／月）	128,086	226,928
がん手術（／月）	30,605	56,143
消化管内視鏡による治療（／月）	22,693	73,610

（出典）厚生労働省「医療施設調査・病院報告」、「社会保険診療行為別統計」

加しているが、勤務医数の増加割合のほうが大きい。診療所の1か月あたり外来患者総数も増加しているものの、開業医1人当たりの外来患者数は微増といった程度である。病院の外来患者数は微減しているが、退院患者数は約1.3倍に増えている。全身麻酔手術、がん手術ともに約1.8倍に増加し、消化管内視鏡による治療は約3.2倍に急増した。

　消化管内視鏡による治療が急増したのは、日本に住む人々の消化管疾患が急増したせいではあるまい。内視鏡の診断・治療技術の進歩によって、より早期発見・早期治療が行われるようになったためと考えられる。

　こうした状況は、消化器内科に限ったことではなかろう。手術に関していえば、近年の低侵襲手術の進歩などのおかげで、高齢者をはじめとするハイリスク患者にも安全に手術が可能となり、手術適応が拡大している。

　こうしてみると、日本の医療における病院と診療所の比重は、むしろ病院のほうに傾斜していると見るべきである。「病院の世紀の終焉」などと語る論者もいるが、急性期医療に関しては、全くそのような様子はうかがえない。療養病床を廃止して在宅ケアに移行することに関しては、「病院の世紀の終焉」と言えるかもしれない。

（2）外科医は要らなくなる？

　内科的治療が進歩すれば、外科的治療は減少し、外科医は要らなくなるだろうか？

　かつて胃潰瘍の治療に胃切除が行われた時代もあった。ガスターなどのH2ブロッカーや、プロトン・ポンプ阻害薬の登場によって、胃潰瘍に対する胃切除は（穿孔例などを除き）行われなくなった。食道静脈瘤に対してかつては食道離断術が行われていたものの、内視鏡的治療の進歩により、現在ではめったに行われなくなった。

　それで消化器外科医は用なしになったかと言えば、全くそんなこ

とはない。消化器内科医が治療できる消化管がんは早期がんだけであって、進行がんはほぼ外科手術が第一選択である。

　循環器内科が行う冠動脈インターベンションの進歩によって、心臓外科医が行う冠動脈バイパス術が行われなくなったかと言えば、全くそんなことはない。

　確かに、薬剤溶出性ステントの登場によって、冠動脈疾患の治療は大きく変貌した。日本で薬剤溶出性ステントが使用できるようになったのは2004年9月である。その前後で、ステント留置術の患者数は大幅に増加した。それまで薬物治療が主体であった患者たちの一部にもステント留置術が実施されるようになった。しかし冠動脈バイパス術が減少したわけではない。

　ある日本の研究によると、2004年7月と2007年7月を比較した場合、薬物のみの治療を行う患者は69.5％から61.1％に減少し、冠動脈インターベンションの患者は24.8％から32.2％に増加し、冠動脈バイパス手術の患者は5.7％から6.7％と大きな変化はなかった[62]。

　100年後のことはわからないが、当面は外科医が要らなくなることなど考えられない。

（3）出生数が減れば産科医は減る？

　表7-2 において、出生数は減り続けている。2002年と2014年の比較を見る限り、産科医師数は減っていない。産科医1人当たり出生数は減っている。しかし、だからと言って産科医の負担が軽減されたとは必ずしも言えないだろう。

　近年、晩婚化などの影響で女性の出産年齢が高くなっている。生殖補助医療技術の進歩によって、妊娠・出産の成功率も上がっている。ハイリスク妊娠・分娩も増加している。表7-2 が示す通り、出

62　Horiguchi H, et al. Impact of drug-eluting stents（DES）on treatment option mix for coronary artery disease in Japan. Circ J 2010; 74: 1635-1643.

産に占める帝王切開手術の割合も増加の一途をたどっている。

表7-2 産科医師数、出生数、出産に占める帝王切開手術の割合の年次推移

	1990年	2002年	2014年
出生数(万人)	122.1	115.3	100.3
「産婦人科」または「産科」の医師数(人)	12920	11034	11085
病院における帝王切開術の実施率(%)	11.2	17.9	24.8
診療所における帝王切開術の実施率(%)	8.3	11.9	13.6

(出典) 厚生労働省「人工動態統計」、「医師・歯科医師・薬剤師統計」、「医療施設調査・病院報告」

（4）将来医師数は過剰に

表7-3 は2000-2018年の医師数および人口の推移、および2030年・2040年の将来推計医師数と将来推計人口を示す。

2000年頃から「医師不足」と言われ続けている。2008年に大学医学部の定員が増員され、現在は約9,400人である。医師数は増え続け、2018年時点で32.7万人であり、人口千対医師数は2.59人である。

医学部定員が現状のまま維持されれば、2040年には37.1万人になり、2018年現在よりも4.4万人増となると推計される。

一方、総人口は2010年をピークに減少の一途をたどる。65歳以上人口は2040年に至ってもなお増加を続ける。

総人口千人対医師数は増加し続け、2040年には3.35人となり、OECD各国の平均に近くなる。65歳以上人口千人対医師数は、2018年までは年々減少したものの、2030年・2040年のデータを見るとむしろ高くなる見込みである。つまり2030年に至ると、医師数の伸びが65歳以上人口の伸びを上回る。

総数で見れば、いずれ医師数は過剰になると予測される。

表7-3 医師数および人口の推移

	医師数 （人）	総人口 （千人）	総人口千人 対医師数	65歳以上 人口（千人）	65歳以上 人口比率	65歳以上 人口千人 対医師数
2000	255,792	126,926	2.02	22,041	17.4%	11.6
2002	262,687	127,435	2.06	23,628	18.5%	11.1
2004	270,371	127,687	2.12	24,876	19.5%	10.9
2006	277,927	127,770	2.18	26,604	20.8%	10.4
2008	286,699	127,692	2.25	28,216	22.1%	10.2
2010	295,049	128,057	2.30	29,484	23.0%	10.0
2012	303,268	127,515	2.38	30,793	24.1%	9.85
2014	311,205	127,083	2.45	33,000	26.0%	9.43
2016	319,480	126,933	2.52	34,591	27.3%	9.24
2018	327,210	126,443	2.59	35,801	28.3%	9.14
......						
2030	353,882	119,125	2.97	37,160	31.2%	9.52
2040	371,312	110,919	3.35	39,206	35.5%	9.47

（出典）厚生労働省「医師・歯科医師・薬剤師統計」／総務省統計局「人口推計」／
医師の需給推計について．医療従事者の需給に関する検討会 第19回 医師需給分科
会（平成30年4月12日）／国立社会保障・人口問題研究所．日本の将来推計人口（平
成29年推計）

7-2. 医師の配置の非効率

（1）医師数増加が地域格差を助長

　医師の総数を増やしても、医師の地域偏在は解消できない。そん
なことは30年前からわかっている。1980年代、一県一医大政策によ
り地方に大学医学部が次々と新設され、医師の定員も急増した。そ
れによって都市と地方の医師分布格差は解消しただろうか？　実際
には、1980年と1990年の医師の地域分布を比較すると、増加した医
師数の多くは都市に流れ、地方の医師数の増加にはつながらず、か
えって都市と地方の医師分布の格差を助長しただけであった[63]。

総務省の2015年の報告でも、二次医療圏別の医師の地域偏在はむしろ拡大していた[64]。

（2）なぜ医師は都市に集中するのか？

　一般に、労働市場の需要と供給は賃金の水準によって決定される。労働の需要が供給を上回っている場合、賃金は上昇し、それにより供給が増加する。その結果、需要と供給は均衡する。

　しかし医師の労働市場では、上記は成立しないようである。経済学的に説明すると、病院は医師の労働市場から勤務医を調達しなければならない。勤務医の賃金が低いと、勤務医から開業医へのシフトが発生し、病院への勤務医の供給が減少すると考えられる。そこで病院は賃金を上昇させ、勤務医の供給の増加を図るはずである。それによって病院の勤務医不足は解消されると考えられる。賃金を上昇させるだけの資金力のない病院は勤務医の新規雇用を諦め、事業を縮小するはず、と説明される。

　しかし、現実の世界で上記のようなことは起こっていない。勤務医不足と言いながら、勤務医の賃金はさほど上昇していないようである。都市の病院では賃金が低くても医師は集まり、地方の病院は賃金が高くても集まらない。都市では、勤務医の労働市場において、需要側（病院）が独占的な構造を持つ「買い手独占」が起こっている。

　では、なぜ医師は都会に集まり、地方に行かないのか？　その理由を示唆する報告が過去にいくつかある。

　2010年に報告された研修医対象の質問票調査によれば、研修医による将来の診療地域の選択に影響する要因として、「協力し合える医師が身近にいるか」、「子どもの教育環境」、「自分のライフスタイル」

63　Kobayashi Y, Takaki H. Geographic distribution of physicians in Japan. Lancet 1992; 340: 1391-1393.
64　総務省行政評価局「医師等の確保対策に関する行政評価・監視 結果報告書．平成27年1月．

「配偶者の意向」が上位を占め、「自分の出身地」はその次に位置した。「収入」や「研究が行えるか」は下位であった[65]。

　厚生労働省の「医師・看護師等の働き方ビジョン検討会」の調査報告によれば、医師が地方勤務しない理由について、20代では、「労働環境に不安がある」、「希望する内容の仕事ができない」、「専門医の取得に不安がある」などが挙げられた。30代・40代では、「子どもの教育環境が整っていない」、「希望する内容の仕事ができない」、「労働環境に不安がある」、「家族の理解が得られない」などが挙げられている[66]。

　労働環境への不安として、当直の多さ、特に1人当直の負担があるだろう。都市部のほうが、協力し合える医師が身近にいる。地方では医師1人にかかる負担が大きく、交代要員も十分におらず、休暇も取りにくい。医師が都市部に集中する理由はまさにここにある。もちろん、信頼できる指導医がいて、豊富な症例数があり、技術習得が図れる病院には、地方病院でも若手の医師が集まってくる。逆に、指導医がおらず、症例数も乏しく、スキルアップを期待できない病院には、給料が高くても行きたくないと医師は考えるだろう。つまりは、医師としてやりがいを持てる職場かどうかが問題である。

（3）医師の地方勤務を強制できるか？

　裁判官や検察官は、地方の裁判所や検察庁に任官を強制される。なぜなら彼らは国家公務員だから、国家から強制を受けても嫌とは言えない。嫌ならば、そもそも裁判官・検察官にならず、弁護士になればよい。ちなみに弁護士も都市に集中し、地方の弁護士不足は深刻である。

65　武田裕子, 他. 医師偏在の背景因子に関する調査研究 第1報. 医学生, 初期研修医の進路選択の現状と診療科・診療地域選択の影響要因. 日本医事新報 2010; 4471: 101-107.
66　厚生労働省　新たな医療の在り方を踏まえた医師・看護師等の働き方ビジョン検討会「医師の勤務実態及び働き方の意向等に関する調査」. 平成29年4月.

かつて大学医局は、所属する医師たちを地方の病院に強制的に派遣していた。彼らは国家公務員ではないから、国から強制を受けることはない。所属する小さな組織のルールに従う代わりに、組織から抜ける自由は常に保証されていた。

　厚生労働省がかつて、医師が開業する前に一定期間の地方での勤務経験を必要とするという要件を設けようとしたことがある。内閣法制局が憲法違反の可能性があるとしてストップをかけた。憲法22条に居住・移転の自由が定められている。国家が、国家公務員ではない医師から、その自由を制限するような法律や法令をつくることはできない。

　かつて厚生労働省の検討会において、医師の地域偏在が顕在化した要因として、2004年の新臨床研修制度が背景にあると指摘されたことがある[67]。新臨床研修制度が医局による人事システムの弱体化につながったという。大学の医局が担ってきた地方の病院への医師派遣システムは機能不全に陥り、地方の医師不足が加速したとのことである。

（4）医師偏在対策

　医師の地域偏在対策については様々な意見がある。四病院団体協議会はより強力な対策を提言した[68]。地域・診療科別の保険医定数制、開業規制、臓器別専門医の抑制などを行うべき、とのことである。

　より現実的な案として、厚生労働省は2019年に医師確保計画を通じた医師偏在対策案を策定した。厚生労働省が医師偏在指標と外来医療偏在指標を導入し、都道府県はそれらの指数をもとに医師偏在

67　厚生労働省　臨床研修制度のあり方等に関する検討会「臨床研修制度等に関する意見のとりまとめ」平成21年2月.
68　四病院団体協議会，新たな医療の在り方を踏まえた医師・看護師等の働き方ビジョン検討会 医師偏在是正に関する四病協の考え方．2017年1月.

の解消に向けて医師確保計画の策定を行うこととされた。

医師偏在指数は、地域ごとの人口構成や医師の性別・年齢分布、受療率などに基づいて計算される。地域・診療科・入院外来ごとに、医師の多寡を可視化できる客観的な指標である。二次医療圏ごとに、医師偏在指数の上位3分の1を「医師多数区域」、下位3分の1を「医師少数区域」とする。都道府県は医師確保計画を策定し、医師多数区域から医師少数区域への医師の派遣調整を行うこととされた。

外来医療機能の偏在・不足などの情報も可視化し、外来医療関係者による協議の場を設けることとされた。

また、相対的な医師少数区域や僻地などでの一定の勤務経験を有する医師を認定する制度も創設されることとなった。認定医師のインセンティブとして、地域医療支援病院などの管理者として求められる資質の一つとする、開業する際に優遇する、などが検討されている。医師少数区域に医師を派遣する医療機関に対する財政的支援も検討されている。つまり医師が地方に赴くことを強制するのではなく、医師の自由意思に基づくことを前提とし、それに対する種々のインセンティブを強化する対策案である。

（5）医師の働き方改革

医師の健康確保と地域医療提供体制の確保との両立を目指す「医師の働き方改革」が、厚生労働省の「医師の働き方改革に関する検討会」で検討され、2019年3月に報告書がまとめられた。

特に急性期医療においては、医師の過重な労働によって医療の質がかろうじて担保されている。しかし、医師の労働負担はもはや限界を超えている。「検討会」の調査では、医師の11.1％が「脳・心臓疾患の労災認定基準における時間外労働の水準」の2倍となる年間1,920時間超、1.6％が3倍となる年間2,880時間超の労働時間であったという。

労働時間短縮が喫緊の課題である。とはいえ、「一般労働者と同じ

く年間360時間までの時間外労働しか認められない」と杓子定規に決めてしまっては、地域の医療提供体制は成り立ちえない。

　そこで、すべての医療機関で、勤務医の労働時間管理や36協定の締結を進め、タスクシフティングなどによる労働時間の短縮も進めたうえで、2024年4月以降は「年間の時間外労働960時間以下」（A水準）を目指すこととした。

　この「年間960時間」は、脳・心臓疾患の労災認定基準となる「過労死ライン」の数字である。「長すぎる」という批判も少なくない中で、当面は一般労働者よりも長時間労働にならざるを得ない、との意見が多数となった。連続勤務時間制限や勤務間インターバルなどの追加的健康確保措置を医療機関に求めることを追加することにより、一応の合意が得られた。

　A水準を達成できそうにない救急医療機関などでは、期限付きで「年間1,860時間以下」（B水準）を目指すこととなった。B水準は2035年度までに解消することとされ、廃止に向けた検討を行っていく旨が労働基準法施行規則などに明記される。

　さらに、研修医や高度技能の獲得を目指す医師を対象に「時間外労働を年間1,860時間以下」（C水準）まで、特例で認めることとされた。アメリカのACGME（卒後医学教育認定評議会）の研修医労働時間（年間1,920時間以下）も参考に、B水準と同じく「年間1,860時間以下」とされた。

　さて、実際に2024年までに労働時間短縮を実現するには、各医療機関・各地域で様々な努力が求められよう。各施設でできることは、業務効率化やタスクシフティングなどである。それと同時に、地域レベルでの医療機関の集約化、国レベルでの医師偏在の是正などを総合的に進めなければならないだろう。

（6）地域医療構想とのリンク

　いずれにせよ、医師としてやりがいを持てる職場であるように労

働環境が改善されねばならないだろう。医師に一方的に負担を強い
ている状況は軽視できない。

　日本には約8,000の病院があり、その多くは中小病院である。これ
だけ多数の病院に医師が分散している。例えば小児科について言え
ば、日本の一病院当たり小児科医師数は、イギリスの10分の1であ
る。小児科医が1人しかいない、1人医長の病院も多数ある。

　医師の少ない病院は、夜間休日の当直を回すのも大変である。1人
当たりの当直日数が増えがちになる。それを補うために、アルバイ
トの医師を雇わなければならないこともある。

　相談できる同僚が少ないと、医師は1人で責任を負わねばならず、
常に緊張を強いられる。こういった状況が勤務医の「医師不足感」
を生んでいる。

　特に地方において、経営悪化の元凶は医師を確保できないことで
ある。大学から派遣される医師が減り、これまで派遣されていた医
師の引き揚げという憂き目にも合い、永久就職している医師たちも
高齢化している。救急要請を断らざるを得ない事態も発生し、一部
診療休止にも追い込まれる。

　第5章で解説した「地域医療構想」の実現と、「医師偏在対策」、「医
師の働き方改革」は互いにリンクしており、同時進行で進めていく
必要があるだろう。すなわち、医療機関の集約化は、医師偏在対策
や医師の働き方改革の一環と考えるべきである。地方の医療を守り
たければ、集約化が重要なソリューションになるだろう。

　医療機関の集約化は、患者にとっては医療機関へのアクセスの悪
化につながるかもしれない。それがいったいどの程度か、参考とな
る産科医療に関する分析を紹介しよう[69]。2011年の時点で、産科を
もつ病院は全国で約1,000施設であった。妊娠可能年齢である15〜49
歳の女性の約95％は、車で30分以内に最寄りの産科をもつ病院に到

69　Koike S, et al. The effect of concentrating obstetrics services in fewer hospitals on
　　patient access: a simulation. Int J Health Geogr 2016; 15: 4.

達できる場所に居住していた。また約83%は、全国約400施設の周産期母子医療センターのいずれかに車で30分以内に到達できる場所に居住していた。約1,000施設を約400施設に集約すると大胆に仮定した場合、もともと30分以内に産科病院にたどり着けていたのに、集約化によって30分以内に着けなくなってしまう妊婦は、全体の約12%となる。

7−3．医師のタスクシフティング

（1）タスクシフティングとは

医師の**タスクシフティング**とは、医師が行ってきた業務の一部を他の職種に移行することである。病気の診断や、高度な技術を要する処置は医師しかできない。しかし簡単な処置は医師でなくても可能である。

多くの国では医師のタスクシフティングを行っている。医師が行ってきた診療行為のうち、それほど高い知識や技術がなくてもできる業務の一部を、看護師・臨床工学技士など他職種に任せている。書類作成などの事務作業は医療秘書に任せ、医師は書かれた内容を確認してサインすればよい。

（2）アメリカにおける医師補助職

医師のタスクシフティングが最も進んでいる国はアメリカである。アメリカには、医師と看護師の中間的な職種として、**ナース・プラクティショナー**（nurse practitioner, NP）および**フィジシャン・アシスタント**（physician assistant, PA）が活躍している。

NPは、処方を行ったり、注射や切創の縫合など一定の医療行為を行える。高齢者の在宅医療への需要はアメリカでも増大しており、その多くをNPが担っている。ある研究によれば、NPによる往診件

数は2013年に全国で100万件を超え、医師による往診件数と同じぐらいであった。アメリカでも高齢者の在宅医療の需要は増大しており、その多くをNPが担っている[70]。

　PAの仕事内容は多岐にわたる。心臓外科PAは、心臓外科医が執刀する手術の助手として手術チームに入る。冠動脈バイパス手術では“サフェナ取り（大伏在静脈の採取）”を行う。大伏在静脈を冠動脈に縫合するのは心臓外科医の役割である。術後管理も行う。薬を新規に処方するのは医師の役割だが、同じ処方内容を繰り返し処方するDo処方はPAが行ってもよい。

（3）日本でのタスクシフティング

　日本では、2015年に**特定行為**という制度が導入された。看護師が**特定行為研修**を受けた後、特定行為に該当する38の医療行為を、手順書をもとに実施可能となった。特定行為には、人工呼吸器や人工透析器などの操作、薬剤の投与量の調整、体に挿入されている様々な管の抜去などがある。

　2020年度診療報酬改定において、看護師の特定行為が診療報酬にも間接的に反映されることになった。具体的には、「総合入院体制加算」の施設基準の中の「医療従事者の負担の軽減及び処遇の改善に資する計画」に関連する6項目の一つに、「特定行為研修修了者である看護師複数名の配置及び活用による病院勤務医の負担軽減」という項目が追加された（6項目中3項目が該当すれば施設基準を満たすので、左の項目は必須ではない）。

　しかしながら、現状の特定行為の内容はかなり限定されており、アメリカのNPやPAの業務とはかけ離れている。医師不足問題の解消にどの程度寄与しうるかは不透明である。

70　Yao NA, et al. Increasing role of nurse practitioners in house call programs. J Am Geriatr Soc 2017; 65: 847-852.

日本でも国家資格としてのNPやPAを導入すべきであろう。国家資格をもつ医療職種には個別の法律が存在するため、新しい職種を導入するには新たに立法が必要となる。そこに至るには多くの合意形成過程や政治的プロセスが必要になってこよう。

　NPやPAを導入すると医療の質が担保されない、という懸念には根拠がない。現にアメリカではNPやPA導入によって医療の質は担保されているばかりか、患者の満足度は向上した。

　NPやPAを導入すると責任の所在が不明になる、という懸念も同様に根拠がない。医師の指導・監督の下に医療行為を実施し、その最終責任は医師が負う。

　外科医は手術以外の一切をPAに任せることができる。外科医は手術に専念できる。養成すべき外科専門医の人数も決めやすくなるだろう。

8 貧困の問題

8−1. 貧困の定義

（1）絶対的貧困と相対的貧困

　憲法第25条は「すべて国民は、健康で文化的な最低限度の生活を営む権利を有する」と定めている。これは**生存権**を規定したものである。貧困は生存権を脅かす最大のリスクである。

　絶対的貧困（absolute poverty）とは、衣食住に関する最低限度の水準を満たすぎりぎりの所得水準以下の状態である。国の経済状態とは無関係に定義される。

　これに対して、国民全体の所得分布を考慮し、その中央値の50％を貧困線と定義し、それを下回る状態を**相対的貧困**（relative poverty）という。

　平成28年国民生活基礎調査によれば、1世帯あたり平均所得金額は、「全世帯」が545.4万円、「高齢者世帯」が308.1万円、「児童のいる世帯」が707.6万円であった。平成27年の貧困線は122万円であり、相対的貧困率は15.7％でった。

（2）潜在能力

　アマルティア・セン（1933〜）は、貧困は必ずしも低所得のみを指すのではなく、基本的な**潜在能力**（capability）が剥奪された状態と定義する。潜在能力の具体例として、良好な栄養状態にあること、健康であること、幸福であること、教育を受けていること、社会生

活に参加できること、自分を誇りに思うこと、などがある。センは、
経済改革に先行して、教育や国民の健康の改善を図る必要があり、
それによって経済成長が達成されると説いた。

　センによる潜在能力アプローチに基づいて、国際連合開発計画
（UNDP）が人間開発指数（Human Developement Index）や人間貧
困指数（Human Poverty Index）を作成している。

8-2. 貧困問題への対策

（1）日本の貧困問題

　1990年代のバブル崩壊以降、日本は長期の経済不況を経験し、貧
困問題がかつて以上にクローズアップされるようになった。「ワーキ
ング・プア」、「派遣切り」、「貧困の高齢化」といった貧困に関連す
るキーワードをよく目にするようになった。

　「ワーキング・プア」とは、低賃金のためにまさに「働けど働けど
なお我が暮らし楽にならざり」という状態である。就業を忌避して
生活保護制度に依存した生活を送る者は少ない。就業しつつ低所得
を強いられている状態である。

　「派遣切り」とは、2008年秋のリーマンショック後、企業が非正
規労働者との契約更新を行わないケースが多発し、社会問題化した
現象である。これを機に生活保護の適用要件が緩和され、被保護者
が急増したといわれる。

　「貧困の高齢化」も進んでいる。雇用の非正規化が進み、低賃金に
よるその日暮らしが常態化し、貯蓄もなく、さらには公的年金の保
険料を支払わないケースもある。保険料の拠出実績が不十分であれ
ば、老後に十分な年金を受給できなくなるケースが増加し、貧困の
高齢化が深刻化するかもしれない。

（2）生活保護制度

1）生活保護制度が存在する根拠

　市場メカニズムがうまく機能していれば、人々は生産活動に見合う報酬を受け取ることができる。人々はこれを公正なルールと考える。それ故に人々は、努力して報酬を得ようとする。これを功績原理という。

　しかし一方で、市場メカニズムにすべてを任せた結果として発生する貧富の格差、すなわち「結果の不平等」を、すべて放置してよいと人々は必ずしも考えない。

　個人が努力しなかった結果、貧困に陥っているのならば、それは仕方がないと考えられよう。しかし、個人の責任に帰することのできない原因によって、多くの人々が結果的に貧困に陥っているのならば、それは是正すべきであると人々は考える。

　不況による失業だけでなく、個人の傷病や障害を原因とする離職により、個人は経済的に不安定な状況に陥り、貧困に直面する。貧困は健康悪化による結果でもあり、健康悪化の原因にもなりうる。著しい貧困は、憲法第25条に示される「健康で文化的な最低限度の生活」すら危うくする。貧困が蔓延する社会では、犯罪も多発する。親の貧困は子どもの貧困につながりやすく、「貧困の連鎖」と言われる。

　生活保護制度は、貧困に対するセーフティ・ネットの柱である。

2）生活保護制度の実際

　労働は憲法が定める国民の義務の一つであり、働ける人は働いて収入を得なければならない。個人がその能力や資産を活用してもなお最低限度の生活を維持できない場合にのみ、生活保護が受給される。労働を忌避して生活保護を受給することはできない。預貯金や親族の援助があれば生活保護は受けられないし、土地・家屋・自動車などがあれば、まずそれらを売却して生活費にあてなければならない。

生活保護基準額（最低所得水準）は、一般国民の生活水準を踏まえて、所得格差の拡大を回避することを目的として設定される。生活保護の申請者は、所得や資産などを調査するミーンズ・テスト（資力審査）を受けなければならない。

被保護者に少額でも労働収入がある場合、その金額と生活保護基準額の差額分のみを生活保護費で補填することが原則である。この原則に問題がないわけではない。労働時間を長くして勤労収入を増やせば、その分だけ生活保護費が減額される。これに対しては勤労控除という仕組みが設けられており、勤労に伴う必要経費を支給することで、勤労意欲を高める工夫がなされている。

しかしながら、生活保護によって就業意欲が抑制され、結果的に貧困から抜け出せない状態に陥ることがあり、「貧困の罠」と言われる。実際、厚生労働省「福祉行政報告例」によれば、20〜50歳の生活保護を受けなくなった理由のうち、「働きによる収入の増加・取得」は30%以下にとどまる。

生活保護の給付は公的扶助と呼ばれ、生活扶助、教育扶助、住宅扶助、医療扶助、介護扶助、出産扶助、生業扶助、葬祭扶助の8種類がある。生活保護開始の理由のうち、傷病が最も多い。生活保護受給者の約8割が医療扶助を受けている。医療扶助の対象になると、国民健康保険の被保険者から除外され、保険料負担を免除され、医療費の自己負担もなくなる。医療扶助額は生活保護費全体の約50%を占める。

8−3. 子どもの貧困と医療費の問題

（1）子どもの貧困の影響

子どもの貧困は、本人に何の責任もない。どんな親のもとに生まれ、いかなる家庭環境で育てられるかは、子どもが自力で対処できる問題ではない。にもかかわらず、実社会に出ていく前のスタート

ラインの時点で、教育などの格差が既に発生する。

　日本における子どもの貧困率は、平成28年国民生活基礎調査によれば、13.9％であった。これはアメリカに次いで高い。特に母子家庭の貧困率が50％を上回り、他の先進国と比較しても深刻な状況である。

　子ども期に貧困に直面した経験は、その後の人生にも望ましくない影響を及ぼす。教育達成の度合いは低く、そのために勤労所得も低く、婚姻の機会は訪れにくく、生活満足度は低く、さらに健康への負の影響も生じやすくなる。

　日本の社会保障はこれまで高齢者に重点を置いてきた。しかし、子どもや子育て世帯が直面する社会的リスクへの備えが不十分である。高齢者に対するリスク分散の制度として公的年金や医療保険制度があるように、子どもの貧困のリスクをカバーする制度を整備することも、社会保障の役割の一つと言えるだろう。

（2）貧困が少子化の原因の一つ

　現行の社会保障制度は、出生率が維持され、人口が再生産されることを前提に作り上げられている。出生率の低下、すなわち少子化は、社会保障制度が存立する基盤を揺るがすものである。出生率を維持するために政府が可能な支援策を提供することは、その意味において重要である。

　先進各国において出生率は低下傾向にある。その一つの原因として、女性の社会参加が活発になり、所得機会が増加してきたことが挙げられる。結果的に出産・育児による機会費用の損失が大きくなり、出生率の低下につながっている、と説明される。

　また、未婚率の上昇も出生率の低下と関連する。長期の経済不況によって、非正規労働の増加など、労働環境は不安定化している。多くの若者が、低所得のためにその日暮らしとなり、貯蓄もできず、将来の見通しも立てられなくなっている。異性と交際し結婚という

ゴールにたどり着くことも困難になっている。

（3）子育て支援策

　具体的な子育て支援策として、育児手当、育児施設の充実化、出産・育児休業制度などがある。企業の福利厚生制度として、勤務時間短縮、フレックスタイム、企業内託児所などがある。いずれも子育てによる機会費用の損失を少なくすることが目的である。

　しかし、現行の子育て支援策は、既婚夫婦向けのものである。少子化対策は、現に子どもがいる人々だけでなく、将来子どもを持ちたいと考えている人々への支援も含めねばならない。広い意味での子育て支援策には、未婚を含む若年層全体に対して、就業支援の拡充などによって将来不安を取り除くことも含まれよう。

（4）子ども医療費助成の弊害

1）子ども医療費助成で少子化対策？

　公的医療保険制度では、子どもに対する医療費の自己負担割合は、小学校入学前までは2割、小学校入学以降は3割となっている。しかし、既に多くの自治体が子ども医療費助成制度を導入し、子ども医療費の自己負担はほぼ無料化されている。

　自治体は「少子化対策」のメニューの一つに、子ども医療費助成制度を挙げていることが多い。しかし、子ども医療費助成がどの程度、少子化対策として有効かは明らかでない。

　実際のところ、周囲の自治体が行っているからという理由で導入した自治体が多い。これを自治体間の政策意思決定における参照行動という。この背景には、自治体間の「ヤードストック競争」がある。自治体の長は、有権者にとって耳あたりの良い政策を実践することで政治的に優位に立とうとする。有権者にとっての良い政策とは、周囲の自治体と比べて経済的負担を低くする政策である。ある

自治体が中学生まで無料化したら、隣の自治体は高校生まで無料化する。まるでチキン・レースだ。一度無料化したら、なかなかもとには戻せない。

2) 子ども医療費助成による医療費の増加

　子ども医療費助成は不要・不急の安易な受診を増加させる。モラル・ハザードの典型例である（3-3章参照）。医療費の増大を招き、その負担は働く世代にすべてつけ回される。自治体が自己判断で行った助成によって医療費の波及増が起こり、その増分の一部は当該自治体だけでなく国の負担になる。国はこれに対抗して、自治体が運営する国民健康保険の国庫負担（補助金）を減額調整している。一種のペナルティである。

　ところが2018年度から、未就学児を対象にした子ども医療費助成に対しては、減額調整措置を行わないことになった。政治の働きかけによるものである。自治体にとっては財源がいくらか浮くことになるので、その分は他の少子化対策に回すことができる。

　この減額調整制度について、未就学児だけでなく、すべて廃止を訴える自治体もある。身勝手な言い分である。自治体が引き起こした負担増は、その自治体が引き受けるべきであって、他の地域の住民に負担をしわ寄せするのは不公平である。

3) 子ども医療費助成による子どもの健康への影響は？

　子ども医療費助成によって子どもの健康アウトカムが改善するならば、子ども医療費助成の存在意義は否定されずに済むかもしれない。助成によって患児は外来にかかりやすくなり、それによって病気が重症化する前の早期治療につながり、入院を防ぐことができるならば、助成の実施を正当化されよう。

　一つの研究例を紹介しよう[71]。全国977病院に2012・2013年度に入

71　Kato H, Goto R. Effect of reducing cost sharing for outpatient care on children's inpatient services in Japan. Health Economics Review 2017; 7: 28.

院した6～18歳の患児延べ36万6,566人のデータを用いて、1,390の市区町村ごとに集計した分析である。各自治体の平均所得が中央値（275万5,000円）よりも高い自治体は高所得の自治体、それ以外は低所得の自治体と定義された。

　高所得の自治体では、子ども医療費助成の対象年齢の引き上げによって、入院件数はむしろ増加していた。一方、低所得の自治体では、子ども医療費助成の対象年齢の引き上げによって、入院件数は有意に減少した。例えば12歳から15歳に引き上げると、入院件数は5％減っていた。特に喘息など、ambulatory care sensitive conditions（ACSC，外来で適切に治療すれば不要な入院を避けられる状態）による緊急入院の件数が減少していた。

　低所得層では、子ども医療費の助成がないと外来の利用が減り、結果として病気の悪化による緊急入院が増える可能性がある。医療費助成にかかる費用は入院の減少によって部分的に相殺されるかもしれない。しかし、高所得層ではそれは期待できない。

　本研究結果から、低所得層への子ども医療費助成は推奨されるべきである。しかし子ども医療費の一律の助成は正当化されない。やるとしてもせいぜい、低所得世帯に絞った助成にとどめるべきである。

　厚生労働省の平成28年「子どもの医療制度の在り方等に関する検討会」において、子ども医療費助成を肯定する立場の意見として、「子どもの貧困の問題が深刻になる中で、いざという時に躊躇なく医療機関にかかれる医療費無償化については子どもの命を守る仕組みになっている」という見解が示された。この見解には自己矛盾がある。子どもの貧困を問題にするなら、貧困ではない子どもを助成する必要はないはずである。

4）子ども医療費助成の今後

　既に子ども医療費助成制度は全国の自治体に普及している。一度無料にしてしまうとそれは住民の既得権益となるから、また有料に戻すことは至難である。

ところがその困難を乗り越え、有料を復活した自治体がある。

　兵庫県三田市は、急激な財政状況の悪化を理由に、2018年7月から子ども医療費助成制度を改正し、一部自己負担を導入した。それまでは0歳から中学3年生までの医療費自己負担を所得に関係なく無料としていたものの、一医療機関等あたり1日400円の自己負担を課すこととした（なお未就学児、低所得者および入院患者は、無料を継続することとした）。

　すぐに効果は現れた。2018年7月〜2019年6月の助成金額は2億1,315万円となり、前年同期より6,372万円（約23％）減少した。有料化に対する市民の反応が実にわかりやすい。モラル・ハザードが抑制されたことを端的に示唆している。

　この三田市の取り組みを、NHKが「時代に逆行」などと報じていた。しかし、多くの自治体が誤ったことをしている時代に独り正しいことをしている三田市は、時代に逆行しているのではなく、時代を先取りしていると言えよう。

❾ Ⅱ 応用編 持続可能な医療システム構築

9－1. 現状の医療費抑制政策の問題点

（1）財政主導の医療費抑制政策の限界

　これまで行われてきた財政主導の医療費抑制政策は、国の経済状況に合わせて医療の公定価格を全体として低く維持するというものである。こうした方法では、医療の質を維持することが難しい。医療サービスの優先順位は考慮されず、守るべき重要な医療サービスに対する保障まで削り取られてしまっている。

　4-3章で詳述したように、医療費増加の要因のうち、最も大きいのは医療技術の進歩である。医療技術の進歩は医療の質向上に必須である。医療費を抑制するために医療技術の進歩をセーブしてしまうのは本末転倒である。

　今後求められる医療費適正化の施策とは、単に財政主導の医療費抑制政策ではなく、医療の中身に踏み込み、医療の効果と費用を評価し、患者のQOL向上や国民の健康の保持・増進にとって不可欠な医療サービスを死守し、医療の無駄を省くという方策でなければならない。

　医療の経済問題を、医療の現場を知らない政治家や役人、エコノミストだけに任せていてはうまく解決しないことは、既に明らかである。医療従事者一人ひとりが医療の経済問題について真摯に考え、予算制約の中でより有効な医療に資源を集中し、医療の無駄を省いていかなければならない。それは単に医療費をケチるということではなく、持続可能な医療体制を築き上げるために必須の要件である。

（2）政府による規制の在り方

　3-4章で解説したように、医療サービスには様々な政府による規制がある。新自由主義の立場に立つ論者は、医療サービスにおける規制は「岩盤規制」であって、既得権益の過度な保護や医療技術の革新を阻害する要因になっていると考える。しかし、それは見当違いである。

　医療分野におけるビジネスチャンスの拡大を狙った混合診療解禁や株式会社の参入などは、医療の質・安全への脅威となるだけであって、医療の効率化にはほとんど寄与せず、むしろ公的・私的を含めた国民が負担する医療費の総額は増大する。

　日本における医療に対する政府の規制は、ある部分は厳しいものの、ある部分はかなり緩い。例えば臨床研究法（製薬企業が資金提供する場合の医薬品の臨床試験に関する規制）は、規制の目的に合わない無駄に厳格な規制の手段を用いている。手続きを煩雑化させれば医療倫理が高まるという勘違いをベースに、「規制のコスト」を度外視した法律であり、むしろ臨床研究の発展の阻害要因になっている。

　一方で公的医療保険の対象外である民間医療・代替医療の類に対しては規制が緩く、エビデンスが皆無である奇怪ながん治療が野放しにされている。

　医療従事者に関する規制についていえば、特に医師の仕事に対する参入規制は厳しく、それ故に医師のタスクシフティングが進まない。一方で医師の働く地域や診療科に関する規制はほぼ存在せず、そのために偏在が顕著である。

　歴史的に、病院・病床や大型医療機器の設置に関する規制は緩く、そのために現在、是正困難なレベルまで資源配分の非効率が常態化している。

　これらのように、「市場の失敗」を是正するはずの政府の規制がう

働も緩和され、入院医療の質の向上にも寄与するだろう。

（2）現場の医療者にできること

　医療の質向上と費用の維持を両立する最もよい方法は、医療現場における無駄を省くことである。それができるのは、現場の医療従事者だけである。個々の医療サービスの効果を再検証し、効果に関するエビデンスがない治療は控えることである。

　「かぜに抗菌薬」や「軽症頭部外傷にCT」といった風習は、医療界全体をあげてやめるべきである。個々の医療者が、エビデンスに基づくベストの医療（evidence-based best practice）を患者に提供すると同時に、医療費を節約するという視点をもつことが今後いっそう重要となる。

　保険収載されているからといって、エビデンスがあるとは限らない。効果に関するエビデンスのない医療サービスの選択には、もっと慎重になるべきである。Choosing wiselyの原則に則って、検査を必要最小限度にとどめるように努力すべきである。明らかに無駄な処方や検査を一掃すれば、国民医療費の中で製薬会社・医療機器メーカーに流れている費用を削減できるだろう。

　また今後、医療サービスの費用効果分析が推進されれば、現場の医療者はそれらの分析結果に基づき、費用対効果に優れる医療サービスを選択し、そうでない医療サービスの利用を控えることが求められよう。

9－3．社会的共通資本

（1）社会的共通資本とは

　日本の高名な経済学者である**宇沢弘文**（1928-2014）は、ミルトン・フリードマン（1-4章参照）の新自由主義を激しく批判し、市場

原理主義が貧富の差の拡大を招いたことを憂い、「人間のための経済学」、「経済学は人びとを幸福にできるか」などの著書を残した。

宇沢氏は**社会的共通資本**という概念を提唱した。社会的共通資本とは、「一つの国ないし特定の地域に住むすべての人々が、ゆたかな経済生活を営み、すぐれた文化を展開し、人間的に魅力ある社会を持続的、安定的に維持することを可能にするような社会的装置」である。

社会的共通資本は、一人ひとりの市民が、人間らしい生活を営むために重要な役割を果たす。具体的に、社会的共通資本は以下の3つに分類される。

①自然環境：大気・水・森林・湖沼・海洋・土壌など
②社会的インフラ：道路・交通機関・上下水道・電力・ガスなど
③制度資本：教育・医療・警察・消防・金融・司法・行政など

社会的共通資本は、国家の統治機構の一部として官僚的に支配されたり、利潤追求の対象として市場的な条件によって左右されてはならない。職業的専門家によって、専門的知見にもとづき、職業的規範に従って管理・運営されなければならない、と宇沢氏は唱えた。

社会的共通資本

自然環境
社会的インフラ
制度資本

（2）社会的共通資本としての医療

宇沢氏は、医療を社会的共通資本の一つに挙げた。まさに医療は、市民が人間らしい生活を営むために不可欠の制度資本である。

医療も他の社会的共通資本と同じく、官僚的に支配されたり、市場原理に左右されてはならない。医療に関わる職業的専門家によって、医学に関する専門的知見に基づき、医療に関わる職業的規範・

倫理に基づき管理・運営されなければならない。そのためには、医師相互による批判・点検を行うピア・レビュー（peer review）などを通じて、医療の専門家の職業的能力・パフォーマンス・人的資質などが常にチェックされるような制度が整備されていることが前提となる。

宇沢氏は次のように唱え、アメリカ型の市場メカニズムを導入した医療システムを厳しく批判した――「ミルトン・フリードマンが主張するような "医療サービスを市場的な基準に従って供給しようとする制度（医療サービス提供を市場的基準で配分しようとする制度）" は社会的に許容されるものではない。このような制度では、医師は利潤や個人の所得を最大にするように診療行為を選択することが前提となっているが、そうであれば、所得の高い患者のほうが、所得の低い患者より大きな経済的便益を産むことは明白である。医師がこのような行動を取るとき、医師としての資格は失われ、患者からの信頼もまた完全に喪失し、医療制度そのものも円滑に機能しなくなってしまう」。

そして宇沢氏は次のように、日本の医療制度を辛辣に批判する。

「日本の医療制度の矛盾を一言でいってしまえば、それは、医療的最適性と経営的最適性の乖離ということ」である。

宇沢氏は医師の報酬について、次のようにも書いている。

「医師は様々な職種の中で最も神聖なものの一つであって、医師という職業にふさわしいと社会的に考えられる所得水準もまたそれに応じて高いものでなければならない。しかも、医師の報酬は大部分固定給的な性格を持ち、保険点数制度の前提となっているような出来高払い的な性格はできるだけ抑えることが必要とされるであろう。このような報酬制度は当然、医師が、その職業的倫理を明白な形で維持し、また専門家としての科学的知見、技術的習熟を持ち、優れた人間的資質の持ち主であるということを前提としている。そして、医師の診療行為に対して常に厳しいチェックが専門的並びに社会的になされているということが前提となることは言うまでもない」。

さらに宇沢氏は、次のように唱える。

「そのうえで、実際にどれだけコストがかかったか、つまり保健・医療サービスの供給のためにどれだけ希少資源が投下されたか、によって"国民医療費"が決まる。これが国民経済全体から見て望ましい国民医療費となるわけである。すなわち、医療を経済に合わせるのではなく、経済を医療に合わせるのが、社会的共通資本としての医療を考えるときの基本的視点である。このような視点に立つとき、国民医療費の割合が高ければ高いほど望ましい、という結論が導き出される」。

（3）宇沢理論の表層的引用は慎むべき

宇沢弘文氏は偉大な経済学者である。社会的共通資本の理論は全体として強い説得力がある。しかしながら、その理論の中で、医師にとって都合の良い部分だけ表層的に引用することは、厳に慎むべきであろう。

「医師は様々な職種の中で最も神聖なものの一つ」。
「所得水準もまたそれに応じて高いものでなければならない」。
「医療を経済に合わせるのではなく、経済を医療に合わせる」。
「国民医療費の割合が高ければ高いほど望ましい」。

こういう医師にとって耳あたりの良いフレーズだけを切り取って、恣意的に引用すべきではない。

社会的共通資本としての医療の中で絶対的な前提となるのは、「医師が、その職業的倫理を明白な形で維持し、また専門家としての科学的知見、技術的習熟を持ち、優れた人間的資質の持ち主であるということ」である。

さて私たち医師たちは、襟を正して、宇沢氏の言葉に耳を傾け、自省すべきであろう。宇沢氏の言うような理想的な医師を、筆者は

何人も知っている。患者からも他の医師からも尊敬を集める高潔な医師は確かに多くいる。しかし、筆者を含めて多くの医師は、宇沢氏が前提とする医師像を満たしていないのではないか？

宇沢氏の言う「医師相互による批判・点検を行うピア・レビュー」や「医療の専門家の職業的能力・パフォーマンス・人的資質などが常にチェックされるような制度」が整備されているとは、到底言い難いのではないか？

（4）宇沢理論の具現化に向けて

「日本の医療制度の矛盾を一言でいってしまえば、それは、医療的最適性と経営的最適性の乖離ということ」、宇沢氏の言葉通りであろう。日本の診療報酬点数制度と出来高支払い方式では、「医療的最適性」と「経営的最適性」が一致しない。かぜに抗菌薬が処方されることも、寝たきりの認知症患者に認知症治療薬が漫然と処方されることも、重複受診によるポリファーマシーも、「医療的最適性」と「経営的最適性」との乖離の帰結である。

これは制度の問題であって、医師たちの責のみに帰することはできない。ましてや患者には何ら落ち度がない。医師は純粋な意味で医学的判断のみに基づいて医療行為を行うことが要請されるにもかかわらず、制度がそれをできなくしている。ではそうした制度的欠陥を是正すべきであるのに、その是正に反対するのは、現状維持バイアスによって判断を歪められている一部のステークホルダーたちである。

宇沢氏の言う、医師相互によるピア・レビューや、医療の専門的能力などが常にチェックされる制度の整備は、そう簡単には具現化できない。

まず学会が主体となり、専門家集団により精緻な診療ガイドラインが作成され、継続的に更新されることがベースとなる。すべての医療従事者が、最新のエビデンスに基づく最適な医療に関する情報

収集や修練の機会を継続的に与えられなければならない。医療従事者の生涯学習に対するインセンティブを与え、知識と技術のアップデートを支援し、その達成度を継続的に評価するシステムが必要となる。

　さらに、リアルワールドデータを用いて、実際に行われた医療を日常的にレビューし、施設別の集計・分析結果を可視化し、現場にフィードバックできるシステムも構築しなければならない。

　また、人工知能なども活用し、医師が実際に行った医療行為をモニタリングし、エビデンスに基づくベストの治療を推奨するなど医師の診療を支援するシステムも有用であろう。

　個々の医療従事者は、どのような医療制度のもとであっても、純粋な意味で医学的判断のみに基づいて医療行為を行うことに努力を傾けるべきである。診療報酬制度や支払い方式に合わせて医療行為を変更することは、時に医学的判断とは大きく乖離する。それが倫理的に許される範囲であろうと、医療の無駄を生み出し、医療資源の配分の歪みを助長する可能性があるからだ。

　保険収載されている医療の中にも、効果に関するエビデンスがほぼない、または不明のものは多くある。まず、個々の医療サービスにエビデンスがあるかないか見極めなければならない。エビデンスを欠いた医療サービスの選択には慎重になるべきである。「他に選択肢がない」、「患者が希望する」という理由だけで、効果が期待できない治療を行うべきではない。それが医療従事者の職業倫理というものであろう。

　医師が医学的に正しい判断を行い、エビデンスに基づく有効かつ費用対効果に優れるプラクティスを着実に実践することが、患者のQOLを向上させる最善の方法であり、結果的に医療経済の視点からも最も効率的な医療となるはずである。

　まさにこのようなことを、宇沢氏が指し示しているのである。

索引

159

著者プロフィール

康永 秀生 （やすなが ひでお）

1994 年　東京大学医学部医学科卒。

1994〜1995 年　東京大学医学部附属病院（研修医）を経て、1995 年〜2000 年には竹田綜合病院外科，東京大学医学部附属病院胸部外科，旭中央病院心臓外科に勤務。

2000〜2003 年　東京大学大学院医学系研究科 公衆衛生学。

2003〜2008 年　東京大学医学部附属病院 企画情報運営部（助教）。

2008〜2013 年　東京大学大学院医学系研究科 医療経営政策学講座（特任准教授）。

2011 年　Department of Health Care Policy, Harvard Medical School（Visiting Faculty）。

2013 年 4 月〜現在　東京大学大学院医学系研究科公共健康医学専攻 臨床疫学・経済学分野（教授）。

趣味は読書、映画鑑賞。

座右の銘は「ザッヘ（日々の仕事）に帰れ」（マックス・ウェーバー）。

経済学を知らずに医療ができるか!?
医療従事者のための医療経済学入門

2020 年 8 月 1 日　第 1 版第 1 刷 ©
2024 年 5 月 1 日　第 1 版第 6 刷

著　者…………康永秀生　YASUNAGA, Hideo
発行者…………宇山閑文
発行所…………株式会社 金芳堂
　　　　　　　〒606-8425 京都市左京区鹿ヶ谷西寺ノ前町 34 番地
　　　　　　　振替　01030-1-15605
　　　　　　　電話　075-751-1111(代)
　　　　　　　https://www.kinpodo-pub.co.jp/
組　版…………株式会社データボックス
印刷・製本……モリモト印刷株式会社
装　丁…………HON DESIGN

落丁・乱丁本は直接小社へお送りください. お取替え致します.

Printed in Japan
ISBN978-4-7653-1834-1

JN005569